Sigrid Nesterenko

Trigeminusneuralgie erfolgreich behandeln

Ganzheitliche Therapie mit Schul- und Alternativmedizin

ersa Verlag

Trigeminusneuralgie erfolgreich behandeln

Ganzheitliche Therapie mit Schul- und Alternativmedizin

Sigrid Nesterenko

Taschenbuchausgabe Januar 2019
ersa Verlag
www.ersa-verlag.de

1. Auflage 2019

Umschlaggestaltung: ersa Verlag
Umschlagfoto „Nervenzelle in Aktion": © peterschreiber.media - Fotolia.com

ersa Verlag UG (haftungsbeschränkt)
Gagzow, Dorfstr.15,
23974 Krusenhagen/Germany

Inhaltsverzeichnis

Vorwort

Sie leiden an plötzlich auftretenden heftigen Gesichtsschmerzen, bei denen Sie das Gefühl haben, dass Ihnen in diesen Momenten sämtlicher Verstand geraubt wird? Meistens ist es ein so starker blitzartiger Schmerz, dass Sie von jetzt auf gleich fast vollständig handlungsunfähig werden?

Sie könnten in diesen Situationen vor lauter Schmerzen die Wände hochgehen und geraten in Panik, weil Sie nicht wissen, wie Sie die schier unbeschreiblichen Schmerzen ertragen sollen?

Und immer wieder trifft Sie dieser Gesichtsschmerz wie ein Blitz aus heiterem Himmel?

Völlig unberechenbar kommt die Trigeminusneuralgieattacke aus dem Nichts und schlägt mit einer Heftigkeit zu, die man nicht mal seinem ärgsten Feind wünschen würde. Wer noch nie von derartig heftigen Schmerzen betroffen war, kann sich nicht mal ansatzweise vorstellen, was es bedeutet, eine Trigeminusneuralgieattacke ertragen und aushalten zu müssen.

Doch wenn Sie diese Zeilen lesen, dann gehören Sie wahrscheinlich zu denjenigen, die die Diagnose Trigeminusneuralgie schon erhalten haben und nun verzweifelt nach einem Umgang mit der Krankheit suchen. Die Diagnose war für Sie verständlicherweise ein großer Schock, den Sie erst einmal verdauen mussten. Und nun ergeben sich da Fragen über Fragen. Denn wahrscheinlich hatten Sie bis zu dem Tag Ihrer Diagnose noch nie etwas von dieser ominösen Krankheit gehört. Ja, Sie können sich den Namen nicht mal merken, weil er Ihnen noch immer so fremd ist. Sie wissen eigentlich nur eins: Sie haben Schmerzen, die Sie in den Wahnsinn treiben.

Die Diagnose Trigeminusneuralgie ist für jeden Betroffenen zunächst ein Buch mit 7 Siegeln. Am Anfang weiß man zwar sehr schnell, dass die Schmerzen meistens unerträglich sind, dass sie nur wenige Sekunden andauern, aber mehrmals täglich auftreten können. Die Schmerzen sind völlig unberechenbar, niemals lässt sich voraussehen, wann und in welcher Dimension sie wieder auftreten. Dabei nimmt die Angst mit jeder weiteren Attacke weiter zu. Man wird regelrecht panisch, weil andauernd diese unsichtbare Angst über einem schwebt, dass jederzeit und in jeder Situation ein neuer Anfall eintreten kann.

Das geht so weit, dass man sich immer mehr in seine eigenen vier Wände zurückzieht. Und je länger die Krankheit andauert, desto größer wird der sehnliche Wunsch, endlich von dieser Trigeminusneuralgie erlöst zu werden.
Dabei ist es für viele Betroffene selbstverständlich, dass sie alle möglichen und auch unmöglichen Dinge ausprobieren, um der nächsten Attacke aus dem Weg zu gehen oder die Schmerzen zumindest abzumildern.

Und da ist es auch allzu verständlich, dass man sich häufig mit starken Medikamenten vollstopft, auch wenn diese zu weiteren gesundheitlichen Problemen wie z. B. Leber- und Nierenschäden oder anderen nicht absehbaren Langzeitfolgen führen können. So mancher Trigeminusneuralgiepatient nimmt es auch immer wieder in Kauf, sich dauerhaft mit diversen Medikamenten ‚durch den Tag zu schlagen' und wie benebelt durchs Leben zu schreiten - immer mit dem Ziel, bloß keine weitere Attacke erleben zu müssen.

Bei einer Trigeminusneuralgie will man nur eins: Die Schmerzen dauerhaft los werden und möglichst nie wieder eine erneute Attacke ertragen müssen. Mit jedem Tag mehr fühlt sich die Krankheit so an, als würde sie das Leben bestimmen. Denn zu dem Gesichtsschmerz als solchem kommen häufig noch andere Probleme hinzu. Zwar beschränkt sich der Schmerz meistens auf den Ober- und Unterkiefer und den Mund, aber dies führt dazu, dass man durch die Attacken häufig nicht in der Lage ist, zu sprechen oder zu essen. Und selbst wenn das Essen wieder möglich wird, dann ist da ständig diese Angst: Wird durch das Essen eine erneute Attacke ausgelöst?

Die Auslöser der Attacken sind nämlich sehr vielfältig und lassen sich nicht immer zweifelsfrei identifizieren. Mal kann es ein banaler kalter Luftzug sein, den andere Menschen überhaupt nicht wahrnehmen. Mal ist es das Zähneputzen, das Kauen oder das Gesichtwaschen mit kaltem Wasser. Die Gefahren lauern also jederzeit und überall.
Und je häufiger die Schmerzen auftreten, umso mehr entwickelt man entsprechende Vermeidungsstrategien: Aus Angst vor weiteren Anfällen werden zunehmend all diejenigen Tätigkeiten weitgehend gemieden, die auch nur ansatzweise im Verdacht stehen, einen Anfall auslösen zu können.

So ist es kein Wunder, dass die Trigeminusneuralgie im Laufe der Zeit häufig zu einer starken Einschränkung der Lebensqualität führt. Besonders die Kommunikation leidet sehr häufig darunter, weil man sich immer weniger zu sprechen traut. Stattdessen macht man sich mithilfe von Zeichen und Zetteln verständlich – ein ziemlich nerviges Unterfangen für den Betroffenen selbst, aber auch für seine Angehörigen. Und weil so manches Mal die Attacke während des Essens oder Trinkens eingetreten ist, meidet man auch dieses immer mehr. Bedenkliche Gewichtsverluste sind dann an der Tagesordnung und können zu weiteren gravierenden Gesundheitsproblemen führen.

Je länger die Krankheit andauert, und je mehr die Intensität des Schmerzes zunimmt, desto mehr leidet die gesamte Lebensqualität. Und nicht selten kommt es infolgedessen dann zu schwerwiegenden Depressionen. In dieser Personengruppe gilt die Suizidrate als deutlich erhöht. Aber auch die Gefahr, dass sich ein Dauerschmerz entwickelt, oder dass ein Sensibilitätsverlust in den betroffenen Gesichtsregionen auftritt, ist eine Perspektive, die vielen Betroffenen berechtigterweise Angst macht.

Die Gründe, eine Trigeminusneuralgie zu behandeln, sind also aus mehrfacher Hinsicht gegeben.

Natürlich ist jede Krankengeschichte sehr individuell, und bei jedem Trigeminusneuralgie-Patienten sind es wahrscheinlich andere Faktoren, die die Krankheit mit ausgelöst haben. Doch leider wird in allgemeinen Therapiekonzepten der Trigeminusneuralgie einer der wesentlichsten Faktoren nicht berücksichtigt, nämlich dass die Erkrankung im Zusammenhang mit Umweltschadstoffen stehen kann. Für bekannte Toxikologen und Umweltmediziner gibt es keinen Zweifel daran, dass insbesondere Quecksilber aus Amalgamfüllungen zur Entstehung der Trigeminusneuralgie beiträgt.

Erfahren Sie in diesem Buch, was es damit auf sich hat, und wie Sie eine derartige Krankheitsursache erkennen und beseitigen können.

Was ist eine Trigeminusneuralgie?

Die Trigeminusneuralgie gehört zu den eher seltenen chronischen Krankheiten. Auf 100.000 Menschen kommen ca. 4 erkrankte Personen. Sie tritt vermehrt bei Menschen mit erhöhtem Blutdruck auf und meistens erst ab dem 40. Lebensjahr. In der Mehrzahl sind jedoch ältere Menschen zwischen dem 60. und 70. Lebensjahr betroffen, etwa 70 % der Patienten sind beim erstmaligen Auftreten der Erkrankung älter als 60 Jahre.

Dies macht deutlich, dass die Wahrscheinlichkeit, an der Trigeminusneuralgie zu erkranken, mit zunehmendem Alter sehr deutlich steigt. Es fällt in den letzten Jahren jedoch auf, dass immer häufiger auch Jugendliche an Trigeminusneuralgie erkranken. Aufgrund der höheren Lebenserwartung zählt die Statistik mehr Frauen als Männer zu den Patienten mit Trigeminusneuralgie. So kommen 5,9 Frauen auf 100.000 Personen, jedoch nur 3,9 Männer.

In der medizinischen Fachsprache bezeichnen Neuralgien besondere Formen von Nervenschmerzen bzw. Krankheiten, die durch Schädigungen von Nerven entstehen. Wenn die Schmerzen entlang der Äste des Trigeminusnervs ausgelöst werden, wird dies als „Trigeminusneuralgie" bezeichnet. Die Trigeminusneuralgie ist demnach eine Form des Gesichtsschmerzes, die im Zusammenhang mit dem 5. Gesichtsnerv, dem „Nervus trigeminus" auftritt.

Die Trigeminusneuralgie tritt als alleinstehende Erkrankung auf, aber auch in Kombination mit anderen Krankheiten wie z. B. der Multiplen Sklerose (MS). Bei MS-Patienten entsteht sie ca. 300 Mal häufiger als bei Menschen, die nicht an MS erkrankt sind. Die Trigeminusneuralgie entsteht durch den engen Kontakt zwischen Blutgefäßen (Arterien) und Nerven. Als Ursache werden unterschiedliche Möglichkeiten diskutiert wie insbesondere Herpes, Durchblutungsstörungen, Zahnbehandlungen, jedoch bleibt die tatsächliche Ursache in vielen Fällen unentdeckt. Diese Form der Trigeminusneuralgie wird als „idiopathische Trigeminusneuralgie" bezeichnet.

Die „symptomatische Trigeminusneuralgie" dagegen tritt immer in Verbindung mit anderen Erkrankungen auf. In vielen Fällen ist sie dabei Folge einer Entzündung oder eines Hirntumors.

Das Leitsymptom einer Trigeminusneuralgie ist ohne Zweifel der dramatische Schmerz. Aufgrund der unvorstellbaren Intensität dieses Schmerzes, der als der unerträglichste überhaupt gilt, gehört die Trigeminusneuralgie zu den besonders gefürchteten Krankheitsbildern. Von seinem Schweregrad her wird der Schmerz als „vernichtend" und „nicht auszuhalten" beschrieben. Er wird als noch „intensiver und erschütternder" beschrieben als Geburtswehen.

Der Schmerz tritt vorwiegend in einer Gesichtshälfte, meistens auf der rechten Seite auf. Er ist anfallsartig, unvorhersehbar und fühlt sich an wie ein brennender Stromschlag. Als ganz besonderes Merkmal gilt das plötzliche Einschießen des Schmerzes, als wenn ein Blitz durch das Gesicht fahren würde. Da oftmals in Folge dieser Schmerzzustände auch Zuckungen auftreten, wird die Trigeminusneuralgie auch „Tic Douloureux" genannt. Die Attacken dauern meistens nur wenige Sekunden bis maximal zwei Minuten an. Danach klingen sie wieder ab, können aber mehrmals am Tag (bis zu 100-mal), in der Woche oder im Monat auftreten. Zwischen den einzelnen Attacken liegen schmerzfreie Phasen von unterschiedlicher Dauer, allerdings können die Attacken auch in länger andauernde schmerzhafte Zustände (Schmerzsalven) übergehen.

Die Entwicklung und das Fortschreiten der Krankheit sind völlig unkalkulierbar, denn niemals kann man auch trotz diverser Behandlungen einen genauen Verlauf vorhersagen. Was dem einen Patienten hilft, kann bei dem anderen ohne Erfolg bleiben.

Besonders belastend ist die permanente Präsenz der Erkrankung. Auch wenn sich in vielen Fällen nicht genau feststellen lässt, welche Reize (Triggerfaktoren) zu der erneuten Attacke geführt haben, ist man sehr verunsichert, weil schon der nächste kleine Fehler zu einem weiteren Schmerz führen kann.

Mit jeder weiteren erlebten Attacke nimmt die Angst noch weiter zu. Man wird regelrecht panisch, weil andauernd diese unsichtbare Gefahr über einem schwebt, dass jederzeit und in jeder Situation ein neuer Anfall eintreten kann, und man nicht weiß, wie man diese dramatischen Schmerzen erneut aushalten soll.

Dabei sind die Schmerzen räumlich sehr begrenzt, indem sie sich ganz exakt auf den Bereich der Trigeminusäste im Gesicht beschränken. Betroffen sind dabei zumeist der Ober- und Unterkiefer sowie der

Mund. Wenn der Schmerz jedoch ausstrahlt, treten auch Schmerzen im Kinn und der Wange auf. Um eine Trigeminusneuralgie zu behandeln, gibt es viele verschiedene Möglichkeiten. Doch welche ist die richtige für einen selbst? Das ist immer die entscheidende Frage, denn es gibt sozusagen kein Patentrezept, das bei allen Betroffenen gleich gut wirksam eingesetzt werden kann. Im Allgemeinen wird eine Trigeminusneuralgie medikamentös behandelt. Wenn diese Art der Behandlung jedoch nicht in gewünschter Weise anschlägt oder untragbare Nebenwirkungen auftreten, können noch andere Behandlungsmöglichkeiten in Betracht kommen. Häufig ist ein umfangreiches und langwieriges Ausprobieren von verschiedenen Behandlungsmethoden erforderlich. Denn wenn zeitweilig die eine Therapie anschlägt, kann sich diese nach wenigen Wochen schon wieder als wirkungslos erweisen. So ist es eine ständige Suche nach dem bestmöglichen individuellen Behandlungskonzept.

Mittlerweile kommen immer öfter Verfahren aus der Naturheilkunde in Betracht. Dabei wird von einigen Therapeuten auch das Thema der Schwermetallbelastungen miteinbezogen. Schon manchem leidgeprüften Trigeminusneuralgiepatienten konnte durch eine fachgerechte Behandlung zu einem beschwerdefreien Leben verholfen werden, indem belastende Schadstoffe wie Zahnmetalle eliminiert wurden. Noch immer findet dieser Aspekt zum Leidwesen der Betroffenen viel zu wenig Berücksichtigung. Hinzukommt, dass es bei der Trigeminusneuralgie immer wieder zu Fehldiagnosen kommt. Experten weisen immer wieder darauf hin, dass fast kein anderes Krankheitsbild so oft zu unrecht diagnostiziert wird, obwohl diese Diagnose nach genauerer Betrachtung nicht zutrifft bzw. standhält.

Was ist der Trigeminusnerv?

Um die Trigeminusneuralgie eingehender zu verstehen, ist es wichtig, den Trigeminusnerv, der bei dieser Erkrankung im Mittelpunkt steht, genauer zu betrachten. Unser Gehirn besitzt insgesamt 12 Nerven, die direkt dem Gehirn entspringen. Einer von ihnen, nämlich der 5. Gehirnnerv, ist der Trigeminusnerv (nervus trigeminus). Er tritt an einem Knotenpunkt, dem sogenannten „Ganglion Gasseri", aus dem Schädel aus, was in etwa der Höhe der Schläfen entspricht. Da sich der Trigeminusnerv ab hier in drei Äste verzweigt, die sich fast über das gesamte Gesicht verteilen, wird er auch „Drillingsnerv" (Trigeminus) genannt und häufig mit einem Baum verglichen.

Die drei Äste des Trigeminusnervs ziehen sich über die Stirn, den Augenbereich, die Wange, den Ober- und Unterkiefer bis fast zum Kinn. Demnach werden diese Nerven auch als Augenast (Nervus ophthalmicus), Oberkieferast (Nervus maxillaris) und Unterkieferast (Nervus mandibularis) bezeichnet.

Der Trigeminusnerv verfügt über sensible und motorische Fasern, über die weite Bereiche des Kopfes erreicht werden. Über diese sensiblen Nerven werden Informationen von Empfindungen der Gesichtshaut, Schmerzen, Druckempfindungen, Jucken, Berührungen und der Motorik wie z. B. Kauen an das Gehirn übermittelt. Außerhalb der schmerzempfindlichen Gesichtsbereiche gibt es auch schmerzfreie Zonen, die sich neben der Nase, den Ohren, Lippen und Augen befinden. Ist nun die Schutzschicht dieser Nervenäste beschädigt, kann die Trigeminusneuralgie als Folge einer Reizung des Trigeminusnervs auftreten. Eine Beschädigung entsteht durch einen Gefäß-Nervenkontakt. Man geht davon aus, dass durch den Druck der Gefäße auf die Nerven die Schutzschicht angegriffen wird, so dass Gefäß und Nerv direkten Kontakt miteinander haben. Dabei baut sich durch die Reibung eine elektrische Spannung auf, die sich irgendwann als Schmerzattacke explosionsartig entlädt. Gerade bei Entmarkungskrankheiten der Nerven, wie z. B. MS, kann die Trigeminusneuralgie ausgelöst werden. Dies erklärt auch, warum viele MS-Patienten eine Trigeminusneuralgie entwickeln.

Je nachdem, welcher Ast betroffen ist, zeigen sich die Schmerzen in der entsprechenden Gesichtsregion. Überwiegend klagen Patienten über Schmerzen, die den Ober- und Unterkieferast betreffen, seltener ist der Augenast in Mitleidenschaft gezogen. Da bei der Trigeminusneuralgie immer nur ein Nerv betroffen ist, treten die Schmerzen nur auf einer Gesichtshälfte und nicht gleichzeitig auf beiden Seiten auf. Oftmals ist auch nur einer der Äste betroffen, sodass die Schmerzen auf den jeweiligen Gesichtsbereich beschränkt sind.

Formen der Trigeminusneuralgie

In der medizinischen Praxis wird die idiopathische (klassische) von der symptomatischen Trigeminusneuralgie unterschieden. Diese Unterscheidung basiert auf der zugrundeliegenden Ursache und ist von großer Bedeutung, da sich hieran die Therapie orientiert.

Idiopathische Trigeminusneuralgie

Die idiopathische (klassische) Trigeminusneuralgie steht für eine eigene alleinstehende Schmerzkrankheit, die im Gegensatz zur symptomatischen Form nicht im Zusammenhang mit einer anderen Grunderkrankung steht. Eine genaue Ursache kann in diesem Fall nicht festgestellt werden, was den Namen dieser Trigeminusform erklärt (idiopathisch = ursächlich ungeklärt).

Da bei der idiopathischen Trigeminusneuralgie in vielen Fällen keine Ursache festgestellt wird, ist die Gefahr groß, dass es zu Fehldiagnosen kommt. Dies geschieht, wenn nicht eindringlich genug darauf geachtet wird, ob die Schmerzen tatsächlich blitzartig einschießen und nur wenige Sekunden andauern. Allerspätestens vor einem geplanten operativen Eingriff sollte die Diagnose der idiopathischen Trigeminusneuralgie nochmals kritisch hinterfragt werden.

Auch wenn bei einer idiopathischen Trigeminusneuralgie von einer unbekannten Ursache ausgegangen wird, so findet man bei diesen Patienten doch auffallend häufig eine gefäßbedingte (vaskuläre) Kompression des Trigeminusnervs. Hierbei kommt es zu einer Demyelinisation der Nervenfasern, infolgedessen es zu einer Art Kurzschluss kommt, der sich in Form der Schmerzattacken äußert. Mittlerweile geht man davon aus, dass bei über 80 % der Patienten ein pathologischer Kontakt zwischen dem Trigeminusnerv und umliegenden Gefäßen festgestellt werden kann. Demzufolge wird die idiopathische Trigeminusform inzwischen von vielen Therapeuten auch als eine letztendlich symptomatische Variante betrachtet.

Dies hat dazu geführt, dass nach aktueller Definition immer weniger zwischen idiopatischer und symptomatischer Trigeminusneuralgie unterschieden wird. Stattdessen geht man dazu über, eine Einteilung nach neurovaskulärer und neurofunktioneller Form (vormals idiopathische Form) und einer organischen Form (vormals symptomatische Form) vorzunehmen.

Symptomatische Trigeminusneuralgie

Die Patienten der symptomatischen Trigeminusneuralgie sind meistens jünger als diejenigen mit einer idiopathischen Form. Schätzungen gehen davon aus, dass bis zu 10 % der Trigeminusneuralgien durch eine Grunderkrankung bedingt sind. Grunderkrankungen können in diesen Fällen beispielsweise sein: Eine Minderdurchblutung des Hirnstamms, eine Entzündung, Gicht, Herpes, Missbildungen der Gefäße im Bereich des Hirnstamms, Schlaganfall, Veränderungen der Halswirbel, infolgedessen eine Nervenreizung entsteht. Als häufigste Grunderkrankungen der symptomatischen Trigeminusneuralgie gelten Multiple Sklerose und Tumore.

Die symptomatische Trigeminusneuralgie zeigt sich bei der Schmerzintensität wie die klassische Variante, allerdings dauern die Schmerzen länger an, oder es gibt kaum schmerzfreie Zeiträume. Während der schmerzfreien Phasen werden häufig Auffälligkeiten beobachtet wie z. B. eine eingeschränkte Berührungsempfindung in dem betreffenden Gesichtsbereich. Diese Sensibilitätsstörungen werden oftmals während neurologischer Untersuchungen festgestellt. Aber auch wenn zum Beispiel die betroffene Gesichtshälfte unter Taubheitsgefühlen leidet und die andere Gesichtshälfte Empfindungen wahrnehmen kann, ist das oft ein wichtiger Hinweis.

Die symptomatische Trigeminusneuralgie ist auch daran zu erkennen, dass zwischen den schlagartigen Attacken häufig ein dumpfer Dauerschmerz besteht.

Symptome

Das hauptsächliche Symptom einer Trigeminusneuralgie ist ohne Zweifel der Schmerz. Betroffene beschreiben ihn als „unvermittelt und blitzartig auftretend". Ein Schmerz, der aus heiterem Himmel und ohne jegliche Vorankündigung wie ein Stromschlag ganz plötzlich einschießt. Auch mit Messerstichen werden die Schmerzen häufig verglichen. Ein stechender Schmerz, von dem man sagt, dass ihn nur diejenigen nachempfinden können, die ihn selbst erlebt haben. Aufgrund seiner intensiven und unerträglichen Ausprägung spricht man auch vom „Vernichtungsschmerz“. Die Gesichtzüge und die Mimik wirken mitunter wie „eingefroren“. Schon die kleinste Kopfbewegung, das Öffnen des Mundes, geschweige denn Sprechen oder eine Berührung, können in diesen Momenten zu einer unbeschreiblichen Höllenqual werden.

Der Schmerz ist immer links oder rechts einseitig getrennt, sodass die Attacke nur auf eine Gesichtshälfte beschränkt ist. Zwar treten die Schmerzen bei bis zu 10 % der Patienten auf beiden Gesichtshälften auf, allerdings erfolgt dies nicht zeitgleich. Die Schmerzen beziehen sich auf die Gesichtsbereiche, die vom Trigeminusnerv erfasst werden, sodass die Schmerzen vorzugsweise den Ober- und Unterkiefer, den Mund, die Nase, das Kinn, das Zahnfleisch, sowie die Wange und Ober- und Unterlippe betreffen. Seltener treten die Schmerzen im Augenbereich und der Stirnpartie auf. Je nach Ausstrahlung der Schmerzen kann es leicht zu Fehlinterpretationen kommen, indem man die Beschwerden fälschlicherweise als Zahnschmerzen, Migräne oder Verspannungen deutet.

Wie bereits erwähnt, nehmen die Schmerzattacken bei einigen Patienten derartige Ausmaße an, dass krampfhafte Zuckungen der Gesichtsmuskulatur auftreten, die als sogenannte „Tics“ (Tic douloureux) bezeichnet werden. Als Sekundärsymptome, die meistens nach der Attacke auftreten, können eine Rötung des Gesichtes, Naselaufen und ein erhöhter Speichel- oder Tränenfluss durch die Schmerzen auftreten. Dazu gesellen sich unter Umständen noch Übelkeit und Erbrechen.

Die Schmerzen treten anfallsartig und vorwiegend tagsüber auf. Warum die Attacken nicht während des Schlafes oder im Dämmerzustand auftreten, ist bisher noch ungeklärt. Ebenso ist es noch immer ein Rätsel, warum sich die Anfälle nur bei wenigen Betroffenen anhand von Frühsymptomen ankündigen. Diese Vorzeichen werden als „Prä-Trigeminusneuralgie“ bezeichnet und äußern sich durch zahnschmerzähnliche Beschwerden oder Schmerzen der Nasennebenhöhlen. Zumeist dauert ein Trigeminusanfall eine extrem kurze Zeit an, indem die Attacke nur einen Sekundenbruchteil bis hin zu einigen Sekunden dauert. In Ausnahmefällen kann sich der Anfall bis zu 2

Minuten ausdehnen. Es gibt allerdings auch schwere Fälle, bei denen die Attacken weitaus länger andauern. Die Attacken können sich dabei wiederholen, wobei die Abstände zwischen den einzelnen Anfällen sehr unterschiedlich ausfallen und nur wenige Minuten betragen, aber auch länger sein können. So treten die Attacken auch bis zu hundert Mal pro Tag auf. Auch die längerfristigen anfallsfreien Intervalle sind von äußerst unterschiedlicher Dauer.

Bei einigen Betroffenen beträgt die Schmerzfreiheit mehrere Wochen, andere sind viele Monate oder sogar Jahre schmerzfrei. Je länger die Erkrankung andauert, desto mehr erhöht sich allerdings die Wahrscheinlichkeit, dass sich während der anfallsfreien Phasen ein Verlust der Sensibilität oder eine Art Dauerschmerz (Basisschmerz) des betroffenen Gesichtsbereichs einstellt. So unberechenbar die Trigeminusneuralgieattacken auftreten, so unkalkulierbar sind auch die jeweiligen Auslöser, die zu den Schmerzattacken führen. In klinischen Studien wurde herausgefunden, dass neben den bereits beschriebenen Triggern auch Stress und psychische Belastungen Auslöser für die Schmerzattacken sein können.

Endlich – die Diagnose

Bis die Diagnose Trigeminusneuralgie gestellt wird, vergeht für viele Betroffene eine lange Zeit der Nichtdiagnosen oder Fehldiagnosen. Langwierige Ärzteodysseen sind alles andere als eine Seltenheit! Es fängt möglicherweise mit vermeintlich harmlosen Zahnschmerzen an und endet nach 5 Jahren und gefühlten 100 Arztbesuchen mit der Diagnose Trigeminusneuralgie. Oder man hat seit 3 Jahren immer wiederkehrende Gesichtsschmerzen, aber erst der 31. konsultierte Arzt diagnostiziert die Trigeminusneuralgie.

So oder ähnlich klingen die Erfahrungen vieler Patienten. Ja, die Trigeminusneuralgie gehört noch immer zu den eher unbekannten Krankheiten. Dies führt zum Leidwesen der Betroffenen dazu, dass viele Ärzte mit diesem Krankheitsbild nicht ausreichend vertraut sind und demzufolge die Symptome nicht immer richtig einordnen können.

So vergeht leider in einigen Fällen viel wertvolle Zeit, bis eine Trigeminusneuralgie eindeutig diagnostiziert wird. Und nicht selten wird zunächst am falschen Platz herumgedoktert, sodass Monate und sogar Jahre vergehen, ohne dass wesentliche Verbesserungen eintreten. Während dieser Zeit wird der Leidensweg mit allerhand Fehldiagnosen bespickt wie etwa Migräne, Nasennebenhöhleninfektion, Zahnerkrankung bis hin zu Verspannungen oder Erkrankungen des Kiefergelenks. All dies hat häufig zur Folge, dass nicht nur diverse unnötige, sondern auch der Gesundheit abträgliche Behandlungen erfolgen.

Es klingt erschreckend, aber im Durchschnitt dauert es tatsächlich drei bis fünf Jahre, bis endlich die richtige Diagnose einer Trigeminusneuralgie gestellt wird.

Trotz allen Missmutes, den viele Betroffene in dieser Hinsicht sicherlich berechtigterweise von sich geben, darf man allerdings eines nicht vergessen: Viele Ärzte erleben die Trigeminusneuralgie nicht täglich in ihrer Praxis und sind somit mit dem Erscheinungsbild, den Diagnostikmöglichkeiten und Therapien nicht vertraut. Hinzukommen die oft unzureichenden diagnostischen Möglichkeiten, um die Trigeminusneuralgie zweifelsfrei feststellen zu können. Denn treten die Symptome nicht sehr eindeutig in Erscheinung, kann die Diagnose in einigen Fällen allein auf einer Ausschlussdiagnostik basieren.
Dies ist ein Schicksal, das viele Trigeminusneuralgie-Patienten miteinander teilen. Ausnahmen, bei denen es schneller zur richtigen Diagnose kommt, gibt es natürlich auch und betreffen hauptsächlich Personen mit sehr eindeutigen Symptomen bzw. diejenigen, die durch Glück sehr schnell auf einen passenden Therapeuten treffen.

Das ändert jedoch nichts an der Tatsache, dass man sich als Betroffener völlig unverstanden und nicht ernstgenommen fühlt. Jeder erneute Besuch beim Arzt ist frustrierend, weil dieser trotz umfangreicher Untersuchungen keinen Grund für diese unerklärlichen Gesichtsschmerzen findet. Und je öfter man den Arzt aufsucht und dieser keinen Grund für die heftigen Schmerzattacken findet, umso mehr gerät dieser in Erklärungsnot. Irgendwann kann er sich den gesundheitlichen Zustand seines Patienten womöglich selbst nicht mehr erklären. Denn verschiedenste Ausschlussdiagnostiken sind mittlerweile erfolgt – man weiß, was der Patient nicht hat, aber man weiß nicht, was er hat. Eine fatale Situation, die Arzt und Patient gleichermaßen unzufrieden macht. Zwar ist es einerseits beruhigend, dass es keine Multiple Sklerose, Gicht und auch kein Tumor ist. Aber trotz dieser einerseits beruhigenden Erkenntnisse kommt man sich zunehmend selbst wie ein Rätsel vor. Meist ist man im fortgeschrittenen Krankheitsstadium einer nicht erkannten Trigeminusneuralgie für seinen Hausarzt ein nerviger Patient geworden, bei dem einfach nichts zu finden ist, was diese Gesichtsschmerzen erklären könnte, aber der sich dennoch angeblich so krank fühlt. Spätestens zu diesem Zeitpunkt kann es für den erkrankten Patienten tatsächlich sogar etwas gefährlich werden.

Wird nach einer gewissen Zeit nämlich keine erklärbare Ursache für die zunehmenden diffusen Beschwerden gefunden, so läuft man Gefahr, von seinem Arzt als „psychisch instabil" und „Simulant" eingestuft zu werden, der seine Symptome nur vortäuscht. So wird man langsam aber ganz sicher auf die Schiene der Psychosomatiker oder sogar Hypochonder gesetzt. Und dieser Weg kann nichtabsehbare Folgen haben, wenn man nicht die nötige Kraft aufbringt, um sich diesen unberechtigten Anschuldigungen entgegenzusetzen.

Der Leidensdruck des Patienten wird ab diesem Punkt immer größer, denn wenn nun auch noch die bisweilen anhaltende Unterstützung des Hausarztes wegbricht, wird es immer schwieriger, aus eigener Kraft nach Alternativen zu suchen, geschweige denn, sich auch noch gegen nicht zutreffende Anschuldigungen zu wehren. Und so gerät manch ein Patient schließlich doch in die Welt der psychosomatischen Problempatienten.

Und ab diesem Zeitpunkt läuft man Gefahr, dass man umfangreich mit Antidepressiva versorgt wird und ergänzend mit fehlplatzierten Psychotherapien gänzlich aus seinem bisherigen Leben herausgeschleudert wird.

Die eigentliche Krankheitsursache – nämlich die Trigeminusneuralgie – bleibt jedoch weiter unentdeckt und damit unbehandelt. Der Chronifizierung der Trigeminusneuralgie steht dann nichts mehr im Wege. Als Betroffener muss man hilflos mit ansehen, wie einem das eigene Leben aus den Händen gleitet. So mancher Betroffene kennt genau diese enormen Belastungen, fühlt sich unverstanden und allein gelassen in einem der vermeintlich besten Gesundheitssysteme der Welt. Hätte man damals schon das Wissen von heute gehabt, oder wäre man direkt an einen Arzt geraten, der sich mit Trigeminusneuralgie auskennt, dann hätte so mancher Höllentrip bestimmt eine Abkürzung erfahren können.

Wie wird die Diagnose erstellt?

Ein ganz wesentlicher Schritt in Richtung Schmerzlinderung ist es, die Trigeminusneuralgie zuerst einmal festzustellen. Denn nur das, was diagnostiziert wird, kann auch adäquat behandelt werden.

Vor der Behandlung der Trigeminusneuralgie steht also zunächst die richtige Diagnose. So ist es wichtig, bei einem Verdacht auf eine Trigeminusneuralgie eine genaue Abgrenzung zu anderen Krankheitsbildern vorzunehmen. Nur so ist es möglich, eine wirksame Behandlung einzuschlagen und unnütze oder gar schädliche Therapien zu vermeiden. Erst wenn sicher ausgeschlossen werden kann, dass andere Krankheitsbilder für die auftretenden Schmerzen als Ursache in Frage kommen, sollte ein geeigneter Therapieplan für die Trigeminusneuralgie aufgestellt werden.

Anamnese

Bevor der Arzt aufwendige Untersuchungsverfahren heranzieht, befragt er Sie zunächst nach Ihrer Krankheitsgeschichte (Anamnese). Denn bereits hierdurch können sich erste sehr wichtige Hinweise auf die Diagnose ergeben. Dabei geht es um die Art, Dauer, Häufigkeit und das Auftreten der Schmerzen, aber auch um die Person und das Umfeld des Patienten. Der Arzt erkundigt sich auch nach eventuellen Auslösefaktoren, um eine mögliche Trigeminusneuralgie von anderen Schmerzen abgrenzen zu können.

Eine wichtige Frage ist die nach der Einnahme von bestimmten Medikamenten, da einige zu Schmerzen führen können, die ähnlich denen der Trigeminusneuralgie sind. Den Arzt wird auch interessieren, ob es Vorerkrankungen oder Operationen und Zahneingriffe in der Vergangenheit gab. Auch Erkrankungen von Familienangehörigen können ihm wichtige Hinweise geben.

Bei der Anamnese spielen auch Ereignisse, die nicht in der Krankenakte des Hausarztes vermerkt sind, eine Rolle. Jedes Detail ist wichtig, denn aus vielen kleinen Puzzleteilen wird ein Gesamtbild, das dann eine Trigeminusneuralgie ausschließen oder bestätigen kann.

In vielen Fällen kann die Diagnose durch gezielte Befragungen, eine sorgfältige Schmerzanalyse und eindeutige Hinweise schnell gestellt werden. Allerdings sollten zur Sicherheit und bei zweifelhaftem Verdacht weitere Untersuchungsmethoden herangezogen werden.

Neurologische Untersuchung

Die neurologischen Tests konzentrieren sich besonders auf die Empfindungen der Gesichtshälften. Dabei wird der Arzt bei seiner körperlichen Untersuchung auch die Trigeminusdruckpunkte abtasten. Diese Druckpunkte sind auf den Gesichtshälften vom Auge bis zum Kinn verteilt und lassen sich als weitere Verästelungen der Hauptäste erfühlen. Empfindet der Patient Schmerzen beim Druck auf diese Punkte, so können andere entzündliche Krankheiten vorliegen.

Sehr häufig wird hier die Nasennebenhöhlenentzündung, die Hirnhautentzündung oder der Hirndruck genannt. Aber auch die Trigeminusneuralgie kann dafür verantwortlich sein. Weiterführende neurologische Untersuchungen anderer Körperbereiche sollen Hinweise auf eine mögliche Multiple Sklerose aufdecken, die sich unter anderem in Form von Lähmungserscheinungen äußert. In einigen Fällen ist es eine diagnostizierte Trigeminusneuralgie, durch die letztendlich eine Multiple Sklerose aufgedeckt wird.

Kernspintomographie (MRT) des Gehirns

Auch wenn der Verdacht auf eine Trigeminusneuralgie aufgrund der klaren Symptome und Schilderungen des Patienten sehr deutlich ist, wird häufig eine Kernspintomographie durchgeführt, um sicherzugehen, dass keine anderen Grunderkrankungen vorliegen. Die Magnetresonanztomographie (MRT) wird auch als NMR oder Kernspintomographie bezeichnet und seit den 1980-er Jahren zu diagnostischen Zwecken eingesetzt.

Während der Untersuchung wird der Patient durch eine Röhre geschoben, sodass scheibchenweise Schnittbilder des menschlichen Körpers angefertigt werden. Hierfür werden keine Röntgenstrahlen benötigt, sondern Radiowellen und ein starkes Magnetfeld. Anwender des MRT-Verfahrens schätzen die hohe Qualität der Weichteildarstellung. Die Magnetresonanztomographie wird eingesetzt, um einen möglichen Gehirntumor, Entzündungen und demyelisierende Plaques aufgrund einer Multiplen Sklerose auszuschließen. Um die Strukturen im Gehirn, sowie die Blutgefäße und ggf. das Aussehen eines Tumors, besser erkennbar zu machen, wird oft ein Kontrastmittel verabreicht.

Patienten mit Metallen im Körper (z. B. künstliche Gelenke) müssen ihren behandelnden Arzt unbedingt darauf hinweisen. Denn aufgrund

der intensiven Magnetfelder kann es zu unerwünschten Nebenwirkungen kommen, sodass die Durchführung des MRT-Verfahrens dann eventuell nicht möglich ist.
MRT-Untersuchungen werden nur in speziell hierfür ausgestatteten Einrichtungen durchgeführt und sind nicht in jedem Krankenhaus verfügbar.

Lumbalpunktion

Die sogenannte Lumbalpunktion, bei der Flüssigkeit des Gehirns bzw. Rückenmarks untersucht wird, kann bei einem begründeten Verdacht auf Multiple Sklerose oder eine Gehirnentzündung erfolgen. Da sich das Gehirnwasser auch im Rückenmark befindet, kann dieses mithilfe einer Nadel aus dem Wirbelkanal entnommen werden.

Blutuntersuchung

Eine Blutuntersuchung wird durchgeführt, um unter anderem eine eventuelle Entzündung abzuklären.

Zahnarzt und Kieferorthopäde

Wenn Entzündungen oder Beschädigungen der Zähne oder des Kiefers vorliegen, können starke Schmerzen entstehen. Häufig wird von vorangegangenen Zahneingriffen berichtet, die vor dem Eintritt der vermeintlichen Trigeminusneuralgie stattgefunden haben. Doch nicht nur erst kurze Zeit zurückliegende zahnärztliche Eingriffe können zur Trigeminusneuralgie oder vergleichsweise auftretenden Schmerzen führen, sondern wie in diesem Buch an mehreren Stellen erwähnt, können auch Schwermetalle in Zähnen und im Kiefer als Auslöser fungieren. Um einen möglichen Zusammenhang zwischen Zahnmetallen und der Trigeminusneuralgie überprüfen zu lassen, sollten Untersuchungen erfolgen, die eine chronische Vergiftung, eine Allergie und mögliche elektrische Spannungen aufdecken, wenn im Mund verschiedene Metalle vorhanden sind. Spannungen treten beispielsweise auf, wenn Amalgam gleichzeitig mit Gold im Mund vorhanden ist.

Um derartige Zusammenhänge festzustellen, ist es wichtig, einen Zahnarzt aufzusuchen, der sich mit diesem Thema auskennt. Ein Umweltzahnarzt ist hier meistens der richtige Ansprechpartner. Bisweilen

gibt es leider immer noch viel zu wenige, sodass nicht selten weitere Anfahrtswege in Kauf genommen werden müssen.
Bedenken Sie, dass das Thema der Umweltmedizin und unverträglichen Zahnmetalle im Medizinstudium nicht vorgesehen ist. So ist erklärbar, dass bisweilen nur eine verschwindend geringe Anzahl an Ärzten über dieses sehr spezifische Wissen verfügt.
Auf der Website https://www.deguz.de finden Sie einen umweltmedizinischen Zahnarzt in Ihrer nächsten Umgebung.

Ein ganz spezielles Untersuchungsverfahren, das ursprünglich in den USA entwickelt wurde, kann Kieferbelastungen aufdecken. Diese sogenannte Cavitat-Sonographie ist ein computergestütztes Diagnosegerät, das mithilfe von Ultraschall chronisch-entzündliche Störfelder im Kieferknochen (ostitische Störfelder) aufdecken kann. Dabei werden über farbliche bildliche Darstellungen abgestorbene und fettig degenerierte Kieferknochen, hohlraumartige Bereiche im Kieferknochen (Cavitationen) und Vorstadien einer Kiefer-Ostitis diagnostiziert, die ebenfalls zu den Symptomen der Trigeminusneuralgie führen können.

Bisweilen gibt es nur sehr wenige Zahnarztpraxen, die in Deutschland mit den Cavitat-Geräten ausgestattet sind. In den USA ist die Akzeptanz dieser Untersuchungsmethode mittlerweile soweit fortgeschritten, dass auch Universitäten diese Methode in der Ausbildung von Zahnärzten einsetzen.

MR-Angiographie

Bei der „Angiographie" werden Spezialaufnahmen von Gefäßen erstellt. Mithilfe einer MR-Angiographie ist es möglich, die Lage vom Trigeminusnerv und umgebender Gefäße bildlich darzustellen.

Weitere Untersuchungen

Um sicherzugehen, dass die Schmerzen nicht doch durch andere Ursachen ausgelöst werden, umfasst eine umfangreiche Diagnose auch eine augenärztliche Untersuchung. Zur Überprüfung der Nasennebenhöhlen und Ohren sollte ein HNO-Arzt aufgesucht werden. Bei jüngeren Patienten unter 40 Jahren wird häufig eine Ausschlussdiagnostik bezüglich Multiple Sklerose durchgeführt.

Der Orthopäde ist eine weitere Anlaufstelle, denn Gelenkprobleme, Rückenschmerzen und Halswirbelprobleme können Einfluss auf die Nerven haben und mitunter zu ähnlichen Symptomen führen wie eine Trigeminusneuralgie. Auch mögliche Verletzungen des Trigeminusnervs sollten überprüft werden, die als Folge einer zurückliegenden Operation oder eines Unfalls entstanden sein könnten.

Lesen Sie ergänzend zu diesem Kapitel auch die nachfolgenden Ausführungen zur Differentialdiagnostik.

Differentialdiagnostik - denn nicht jeder Gesichtsschmerz ist eine Trigeminusneuralgie

Leider passiert es immer wieder, dass Gesichtsschmerzen fälschlicherweise als Trigeminusneuralgie diagnostiziert werden.

Um Fehldiagnosen und Falschbehandlungen zu vermeiden, ist es bei der Diagnosestellung der Trigeminusneuralgie enorm wichtig, dass sie deutlich von anderen Krankheiten abgegrenzt wird, die ähnliche Symptome aufweisen. Nur so kann gewährleistet werden, dass die richtigen therapeutischen Maßnahmen ergriffen werden.

Wenn keine eindeutige sichere Diagnose gestellt werden kann, sollte sicherheitshalber eine umfangreiche Differentialdiagnostik stattfinden. Hierunter versteht man eine Gesamtheit aller gestellten Diagnosen, die eine Erklärung für die vorhandenen Symptome darstellen könnte.

Ziel dieser auch als „Ausschlussdiagnostik" bezeichneten Vorgehensweise ist es, durch zusätzliche Untersuchungen alle weiteren aufgrund der Symptomatik in Frage kommenden Erkrankungen auszuschließen.

Die Durchführung der Differenzialdiagnostik ist immer abhängig von dem Beschwerdebild und den betroffenen Organen. Auch das Alter des Patienten, familiär bedingte Erkrankungen und eventuell zurückliegende Reisen fließen in die Diagnostik ein.

Und auch wenn sich die Symptome eigentlich eindeutig zeigen und eine Trigeminusneuralgie sehr stark vermuten lassen, empfiehlt sich in vielen Fällen trotzdem eine weitergehende Diagnostik in Form einer Kernspintomographie um schwerwiegende Erkrankungen wie einen Tumor oder MS auszuschließen. Auch die Ursache der Trigeminusneuralgie kann dadurch möglicherweise herausgefunden werden.

Hauptsächlich werden die folgenden möglichen Erkrankungen und Beschwerden in die Differenzialdiagnostik einbezogen:

- verschiedene Formen von Kopfschmerzen
- Multiple Sklerose
- Tumor
- Frakturen der Schädelbasis
- Neuralgie nach Herpes Zoster
- Verletzungen des Trigeminusnervs als Operations- oder Unfallfolge
- Verkalkung der Schläfenarterie
- Zahnschmerzen
- Nasennebenhöhlenerkrankungen
- psychosomatische Gesichtsschmerzen
- Erkrankungen des Kiefergelenks
- Clusterkopfschmerzen
- Idiopathischer Gesichtsschmerz
- Trigeminusneuropathie
- Glossopharyngeusneuralgie
- Sjögren-Syndrom
- Costen-Syndrom (arthritische Erkrankungen des Kiefergelenks)
- Erkrankungen der Augen
- Unverträgliche Zahnmaterialien
- Zahnerkrankungen
- Falscher Zusammenbiss
- Kieferentzündungen (akut oder chronisch)
- arthritische Kiefergelenkerkrankungen
- Verspannungen der Halsmuskulatur

Nachfolgend werden einige dieser Krankheiten und Beschwerden eingehender erläutert:

Kopfschmerzen (Migräne, Clusterkopfschmerzen)

Kopfschmerzen können zahlreiche unterschiedliche Ursachen haben, und da einige Formen auch zu Schmerzen der Gesichtshaut führen, kann es zu Verwechslungen mit einer Trigeminusneuralgie kommen. Insbesondere bestehen Verwechslungsgefahren mit einer Migräne und Clusterkopfschmerzen. Denn während eine Migräne meistens nur

auf einer Gesichtshälfte auftritt, kommt es bei Clusterkopfschmerzen zu den gleichen vegetativen Symptomen, die bei einer Trigeminusneuralgieattacke entstehen.
Dennoch gibt es Unterschiede, anhand derer eine genauere Diagnose möglich wird. So sind Clusterkopfschmerzen im Gegensatz zur Trigeminusneuralgie eher eine „männliche Erkrankung", da Männer 10-mal häufiger als Frauen davon betroffen sind. Die Schmerzen sind lokal auf das Auge und die gesamte Stirn beschränkt und treten oftmals nachts auf. Wie bei der Trigeminusneuralgie leiden auch diese Betroffenen extreme Höllenqualen und sind während eines Anfalls zu nichts mehr in der Lage. Allerdings dauert eine solche Kopfschmerzattacke wesentlich länger als bei der Trigeminusneuralgie, indem sie zwischen 15 und 180 Minuten anhält.

Eine Migräne dauert sogar noch wesentlich länger an. Sie kann einige Stunden lang Schmerzen bereiten, aber auch mehrere Tage. Viele Patienten können diese Anfälle nur in völliger Dunkelheit ertragen. Bei einigen Betroffenen geht die Migräne mit einer sogenannten „Aura" einher, die sich durch neurologische Symptome und Sehstörungen bemerkbar macht.

Trigeminusneuropathie

Oftmals wird eine „Trigeminusneuralgie" mit einer „Trigeminusneuropathie" verwechselt. Im Gegensatz zu einer Trigeminusneuralgie bestehen bei dieser jedoch wellenförmig auftretende Dauerschmerzen und Gefühlsstörungen in der betroffenen Region, sodass es Überschneidungen mit dem atypischen Gesichtsschmerz gibt, die zu Verwechslungen führen können. Im Gegensatz zur Trigeminusneuralgie fehlen die blitzartigen Schmerzattacken völlig.

Zudem wird bei der Trigeminusneuropathie der Schmerz nicht durch äußere Faktoren (Trigger) ausgelöst, sondern tritt eher nach operativen Eingriffen und Gesichtsverletzungen auf. Aber auch nach Entzündungen im Hals-Nasen-Ohrenbereich und nach Zahnbehandlungen (auch Zahnwurzel), Zahnextraktionen und kieferchirurgischen Eingriffen sind Trigeminusneuropathien zu beobachten.

Erkrankungen des Kiefergelenks

Auch die „kraniomandibuläre Dysfunktion" zeigt ganz ähnliche Symptome wie die Trigeminusneuralgie. Der Begriff kraniomandibuläre Dysfunktion ist ein Sammelbegriff für verschiedene Störungen der Muskel- oder Kiefergelenke, indem z. B. die Kaumuskulatur zu stark angespannt wird. Ähnlich wie bei der Trigeminusneuralgie können die Schmerzen durch Sprechen, Kauen und Trinken verstärkt werden. Die Fehlfunktionen können strukturelle, funktionelle, biochemische oder psychische Ursachen habe.

Zahnschmerzen

Am häufigsten tritt die Verwechslung mit Zahnschmerzen auf, weil die feinen Verästelungen des Trigeminusnervs im Bereich des Unterkiefers nahe an die hinteren Backenzähne heranreichen, und somit die Schmerzen bis in den Ober- und Unterkiefer ausstrahlen können. Infolgedessen kommt es nicht selten zu ausgedehnten Zahnbehandlungen mit der Entfernung ganzer Zahnreihen, was dem Patienten allerdings keine Linderung verschafft, wenn dies nicht die tatsächliche Ursache der Schmerzen ist. Ein qualifizierter Zahnarzt wird hier bei Unsicherheit an einen Experten, respektive einen Neurologen, verweisen, um Fehlbehandlungen zu vermeiden. Allerdings wird auch immer wieder von umgekehrten Fällen berichtet. Bei diesen stellen sich im Verlauf der Erkrankung die eingangs als Trigeminusneuralgie diagnostizierten und behandelten Schmerzen als eine Zahnentzündung heraus. In diesen Fällen kommt es innerhalb weniger Tage nach einer entsprechenden Zahnbehandlung zum Verschwinden der fehlgedeuteten Trigeminusneuralgie. Einer der wesentlichsten Unterschiede zwischen einer Trigeminusneuralgie und Zahnschmerzen (auch nach einer Zahnentfernung) besteht darin, dass bei letzteren das Auftreten von blitzartigen Attacken fehlt und stattdessen ein Dauerschmerz besteht.

Atypischer Gesichtsschmerz

Der Atypische Gesichtsschmerz wird auch als „anhaltender idiopathischer Gesichtsschmerz" bezeichnet und ebenfalls häufig mit der Trigeminusneuralgie verwechselt.

Die Schmerzen treten vorwiegend im Bereich des Trigeminusnervs auf und ziehen sich über den Kopf- und Gesichtsbereich, ohne dass sie sich exakt lokalisieren lassen. Weder können pathologische Befunde erhoben werden, noch kann eine klare Zuordnung zu den Trigeminusästen erfolgen. Die Schmerzintensität wird als „mittelschwer mit einem dumpfdrückenden Charakter" beschrieben. Es handelt sich hier um eine Art Dauerschmerz einer Gesichtshälfte, der sich anfallsartig verstärken kann, ohne dass erkennbare Trigger vorhanden sind.
Die Ursachen des atypischen Gesichtsschmerzes sind nicht klar zu definieren. In einigen Fällen wird davon ausgegangen, dass eine psychische Überlagerung vorliegt.

Glossopharyngeus-Neuralgie

Bei der Glossopharyngeus-Neuralgie handelt es sich um eine Erkrankung eines anderen Kopfnervs, und zwar des Zungen-Rachen-Nervs. Kommt es zu Reizungen dieses Nervs, können ähnlich wie bei der Trigeminusneuralgie attackenartige Schmerzen auftreten. Ausgelöst werden diese Schmerzen häufig durch bestimmte äußere Umstände wie Kauen, Schlucken oder Sprechen. Betroffen ist jeweils der Mund-, Zungen- und Ohrbereich, sodass die Schmerzen nicht auf die Umgebung der Trigeminusnervenäste begrenzt sind.
In der Differentialdiagnostik kann sich eine Abgrenzung zur „Glossopharyngeus-Neuralgie" als schwierig darstellen, weil der Schmerzcharakter dem der Trigeminusneuralgie sehr ähnlich sein kann.

Ursachen und Auslöser der Trigeminusneuralgie

Wenn man von einer chronischen Erkrankung betroffen ist, möchte man verständlicherweise wissen, warum es überhaupt dazu gekommen ist. Was ist die Ursache für die Krankheit? Warum hat man die Krankheit bekommen, hat man selbst etwas dazu beigetragen? Und lässt sich die Erkrankung besser behandeln, wenn man die Ursache kennt? Viele Fragen, die die Trigeminusneuralgie mit sich bringt, sind für die Betroffenen nach heutigem schulmedizinischem Wissensstand nur äußerst unbefriedigend zu beantworten. Für viele Patienten bleibt die Ursache bis zum Ende ungeklärt im Raum stehen.
Im Gegensatz zur idiopathischen Trigeminusneuralgie, bei der die Ursache in der Regel nicht bekannt ist, sind die Patienten mit einer

symptomatischen Form in gewisser Weise im Vorteil. In diesen Fällen weiß man zumindest, warum die Trigeminusneuralgie entstanden ist, nämlich weil eine Grunderkrankung wie beispielsweise eine Multiple Sklerose oder ein Tumor zugrunde liegt. Aber auch Kopfverletzungen, Missbildungen von Gefäßen, ein Schlaganfall und Durchblutungsstörungen kommen hier als Auslöser in Frage. In einigen Fällen kommt es aufgrund einer Herpes Zoster-Infektion zu den Schmerzen des Trigeminusnervs. Diese Infektion hatte sich im Vorfeld wahrscheinlich als Gürtelrose oder Windpockeninfektion geäußert.

Desweiteren kann auch eine Arteriosklerose ein Auslöser sein. Hierbei sind die Arterien durch Kalkablagerungen an den Gefäßwänden verdickt und stoßen an die Nerven an. Durch den Dauerdruck wird die Schutzschicht der Nerven, die Nervenscheide, beschädigt oder zerstört. Auch eine Fehlstellung der oberen Halswirbel kann sich auf den Trigeminusnerv auswirken. Bei einigen Betroffenen ist die Trigeminusneuralgie eine Folge eines Zahnarztbesuchs. Wiederum andere erleben ihre erste Attacke, nachdem sie ein Gesichtspiercing vorgenommen hatten. Insbesondere beim Zungenpiercing soll es hin und wieder dazu kommen. Symptomverbesserungen stellten sich ein, sobald das Piercing entfernt wurde.

Seit Neuestem sehen einige Wissenschaftler auch die Zöliakie (Unverträglichkeit auf glutenhaltige Lebensmittel) als Auslöser einer Trigeminusneuralgie. Tatsächlich scheint auffallend, dass viele Personen mit einer Trigeminusneuralgie gleichzeitig eine Zöliakie aufweisen.

Bei vielen Ursachen gibt es meistens nur Vermutungen. Klare Hinweise ergeben sich bei einigen Betroffenen erst während einer Operation, bei der festgestellt wird, dass der Trigeminusnerv durch ein Gefäß eingeengt wird, was in der Fachsprache als „neurovaskuläre Kompression" bezeichnet wird. Dann liegen Blutgefäß und Nerv direkt aufeinander, und es kommt zur Reibung. Dies kann man sich wie das steinzeitliche Feuermachen vorstellen. Irgendwann ist die elektrische Spannung so groß, dass es zu einer Entladung kommt. Es entsteht ein Kurzschluss, und die Nervenzelle gibt elektrische Impulse ab, die dann vom Betroffenen als blitzartige Schmerzen empfunden werden.

Ursachen im Überblick

- Arteriosklerose
- Herpes Zoster-Infektion
- Gicht
- Multiple Sklerose
- Nasennebenhöhlenerkrankung
- Tumor
- Blutgefäße, die auf den Trigeminusnerv drücken
- Durchblutungsstörungen
- Gesichts- oder Kopfverletzungen
- Zahnherde
- Stoffwechselstörungen
- Zahnextraktion
- Operationen
- Verletzungen des Trigeminusnervs als Operations- oder Unfallfolge
- Verkalkung der Schläfenarterie
- Falscher Zusammenbiss der Zähne
- Kieferentzündungen (akut oder chronisch)
- arthritische Kiefergelenkerkrankungen
- Verspannungen der Halsmuskulatur
- Zahnmetalle
- Kieferherde

Auslöser (Trigger) der Schmerzattacken

- Sprechen
- Trinken
- Kauen
- Essen
- Gesicht waschen
- Zähneputzen
- Rasieren
- Luftzug
- „falsche" Bewegung
- Lachen
- Berühren der Gesichtshaut
- Koffein

- Alkohol
- Rauchen
- Stress
- Medikamente
- Kälteeinwirkung
- Schminken

Trigeminusneuralgie durch Multiple Sklerose

Eine Trigeminusneuralgie tritt sehr häufig in Kombination mit Multiple Sklerose auf. Schätzungen gehen davon aus, dass ca. 4 % der Trigeminusneuralgie-Patienten an MS erkrankt sind, und ca. 1 % der MS-Patienten eine Trigeminusneuralgie entwickeln. Diese Patienten sind deutlich jünger als die meisten anderen Trigeminus-Patienten, denn sie erleben ihre erste Trigeminusattacke sehr häufig bereits noch vor ihrem 40. Lebensjahr. Die Schmerzattacken treten in wesentlich kürzeren Zeitabständen auf als bei anderen Trigeminusarten.

Die auf einer Multiplen Sklerose basierende Trigeminusneuralgie wird der symptomatischen Form zugeordnet und äußert sich dadurch, dass sie häufig beide Gesichtshälften betrifft. Hinzukommen oftmals noch weitere neurologische Symptome wie Sensibilitätsstörungen, Schwäche in den Armen und Lähmungserscheinungen.

So wie die Trigeminusneuralgie ist auch die Multiple Sklerose eine chronische Krankheit. Sie entsteht dadurch, dass die eigenen Abwehrzellen der die Nerven umgebenden Myelinscheiden angegriffen werden und infolgedessen wichtige Funktionen der Nerven beeinträchtigt werden. Durch eine falsche Programmierung der körpereigenen Abwehrzellen wird die Schutzschicht der Nervenzellen angegriffen und kann auch ganz vernichtet werden. Dies hat zur Folge, dass die feinen elektrischen Impulse, die für die Weitergabe von Informationen verantwortlich sind, nicht mehr reibungslos transportiert werden können.

Störungen und Ausfälle, die sich auf die Motorik und Sensibilität des Körpers auswirken, sind die Folge. Grundsätzlich können allerdings Nerven im ganzen Körper betroffen sein, was zu sehr vielfältigen Symptomen führt. Überhaupt ist kaum eine Krankheit so facettenreich wie die Multiple Sklerose, denn je nach Lage der betroffenen Nervenfasern und Ausprägung der Nervenschäden kommt es zu äußerst unterschiedlichen Symptomen. So gibt es weder ein klassisches Symptom, das zuverlässig auf eine MS-Erkrankung hinweisen würde, noch gibt es eine typische Kombination bestimmter Symptome oder einen klassischen Krankheitsverlauf. Grundsätzlich sind alle möglichen neurologischen und auch psychiatrischen Symptome denkbar, wobei Sehstörungen, Gefühlsstörungen und Lähmungen die drei wesentlichsten Symptome darstellen. Häufig kommt es auch zu einer Schädigung des Trigeminusnervs, infolgedessen eine Trigeminusneuralgie entstehen kann.

Ein sehr großes Problem der MS ist die Tatsache, dass frühzeitige Warnzeichen, die im Anfangsstadium auftreten, von vielen Betroffenen nicht ernst genug genommen werden. Symptome wie kribbelnde, brennende oder einschnürende Missempfindungen sowie Sehstörungen werden ignoriert, dem natürlichen Alterungsprozess oder einer anderen vorhanden Krankheit zugeschrieben. Da die Symptome zunächst als relativ harmlose Beeinträchtigungen wahrgenommen werden, gehen die Betroffenen in der Anfangsphase meistens sehr lasch mit den auftretenden Beschwerden um. Und sobald diese abgeklungen sind, geraten sie auch schon ruckzuck in Vergessenheit. Erst der nächste oder übernächste Schub lässt die Alarmglocken klingeln und gibt dem Betroffenen zu verstehen, dass es sich hier keinesfalls nur um harmlose Körpersignale handelt. Bei den meisten MS-Patienten wechseln sich Phasen mit ausgeprägten Symptomen mit Zeiten einer völligen Beschwerdefreiheit ab. Auch bei Jugendlichen kann ein Schub vorkommen, und danach ist für etliche Jahre erst einmal Ruhe, bis sich die Anzeichen im Erwachsenenalter häufen.

Bei vielen Betroffenen gehen mehrere Symptome miteinander Hand in Hand. Ein festes Reglement oder eine Reihenfolge, wann die Symptome auftreten, gibt es nicht, was die Diagnose in vielen Fällen so schwierig macht und infolgedessen der Weg bis zu einer Diagnose mitunter sehr lang ist. So können sogar mehrere Jahre vergehen, bis sicher feststeht, ob eine Multiple Sklerose vorliegt.

Auch kann die Trigeminusneuralgie ein Indiz für eine bisher noch nicht diagnostizierte Multiple Sklerose sein, sodass es schließlich die Trigeminusneuralgie ist, die als erstes Anzeichen einer MS überhaupt wahrgenommen wird. Dies ist auch der Grund, warum bei einem Verdacht auf eine Trigeminusneuralgie bei vielen Patienten eine Differen-

tialdiagnostik durchgeführt wird. Ein besonderer Indikator sind hier bei der neurologischen Untersuchung die Empfindungsstörungen auf der betroffenen Gesichtshälfte.
Tritt die Trigeminusneuralgie bei einer diagnostizierten MS auf, so unterscheidet sich die Behandlung nicht wesentlich von der sonst üblichen Verfahrensweise. Bei der medikamentösen Therapie gilt der Wirkstoff Misoprostol, der im Handel unter dem Namen Cytotec® geführt wird, als ein probates Mittel.

Trigeminusneuralgie durch Umweltschadstoffe

Während die Ursachensuche bei der Trigeminusneuralgie aus schulmedizinischer Sicht für die betroffenen Patienten eher unbefriedigend ist, und in sehr vielen Fällen der Auslöser der Erkrankung nicht ganz geklärt werden kann, verfügt die Umweltmedizin über einige sehr interessante Erklärungen, wie es zur Trigeminusneuralgie kommen kann. Was für viele Betroffene zunächst wie ein Wunschtraum klingen mag, durch eine fachgerechte Behandlung eines Umweltmediziners wieder ein beschwerdefreies Leben zu erreichen, lässt sich in bestimmten Fällen dennoch sehr erfolgreich realisieren. Zum Leidwesen vieler Betroffener bleibt dieser so wichtige Aspekt der Trigeminusneuralgie in den meisten Fällen allerdings völlig unbeachtet, weil die umweltmedizinischen Zusammenhänge derzeit von den meisten Ärzten nicht gesehen werden.

Umso genauer sollten Sie die nachfolgenden Ausführungen lesen, die wirklich Ihr Leben verändern können. Ich spreche an dieser Stelle aus eigener Erfahrung. Auch bei mir war es eine chronische Schwermetallvergiftung, die mir seinerzeit das Leben zur Hölle gemacht hatte. Erst nach vielen leidvollen Jahren wurde dies von einer Universitätsklinik diagnostiziert.

Auch wenn Sie es zunächst noch für unmöglich halten sollten, dass Schadstoffe die Ursache Ihrer Erkrankung sein könnten, kann ich Ihnen nur dringend and Herz legen, sich mit diesem Thema intensiv zu beschäftigen. Wie bereits an anderer Stelle in diesem Buch erwähnt, wäre es vermessen, jede Trigeminusneuralgie auf eine Schadstoffbelastung zurückzuführen. Aber eine Abklärung dieser Zusammenhänge birgt eine so große Chance auf ein beschwerdefreieres Leben, dass es auf jeden Fall lohnt, dies überprüfen zu lassen.

Jetzt stellen Sie sich vor, Sie würden dies niemals herausbekommen, nur weil Sie es sich nicht vorstellen können, dass Zahnmetalle im Mund so schwer krank machen können. Wäre das nicht eine verschenkte Chance, die Sie eines Tages bitter bereuen könnten, falls Sie erst nach vielen Jahren feststellen würden: Ja, es sind tatsächlich diese Schadstoffe, die zu dieser höllischen Trigeminusneuralgie geführt haben? Im Übrigen hat mir schon vor vielen Jahren eine in Deutschland seinerzeit sehr bekannte und angesehene Ärztin für Naturheilkunde gesagt, dass sie bei all ihren Patienten zunächst eine Belastung auf Umweltschadstoffe überprüfte. Erst wenn diese Tests negativ ausfielen, zog sie weitere Diagnostikverfahren hinzu.

Also nochmals – beschäftigen Sie sich in Ihrem eigenen Interesse mit diesem Thema. Es kann Ihnen ein wirklich gesünderes Leben bescheren.

Umweltschadstoffe spielen bei vielen heutigen Zivilisationserkrankungen eine wesentlich größere Rolle, als dies vielfach bekannt ist. Umweltmediziner gehen schon seit jeher davon aus, dass sehr viele Krankheiten in Verbindungen mit Schadstoffbelastungen stehen.

Dabei ist es egal, wie die Krankheit heißt: Ob Trigeminusneuralgie, Multiple Sklerose, Epilepsie, Schizophrenie, Neurose, Psychose, Morbus Crohn, Colitis ulcerosa, Schilddrüsenerkrankungen, Migräne, Rheuma, Chronische Müdigkeit, Nahrungsmittelunverträglichkeiten, Neurodermitis, Fibromyalgie, chronische Candida-Infektion, Depressionen, Schuppenflechte oder auch Krebs. In vielen Fällen sind die daran erkrankten Personen mit Schadstoffen belastet, ohne es zu wissen. Ja, sie ahnen es noch nicht mal.

Denn die Schulmedizin sieht diese Zusammenhänge nicht und sucht also auch nicht nach möglichen Schadstoffen. Und was nicht gesucht wird, kann auch nicht gefunden werden. Infolgedessen bleibt die Krankheitsursache bei vielen Betroffenen unbekannt, so wie es bei der Trigeminusneuralgie sehr häufig der Fall ist. Fatalerweise verbleiben die schädlichen Substanzen demnach im Körper, obwohl eine Entfernung und eine Kontaktvermeidung mit diesen Schadstoffen bei vielen Menschen den Gesundungsprozess um ein Vielfaches verbessern könnten. Während das Thema der Schadstoffbelastungen in der herkömmlichen Medizin am liebsten gar nicht stattfindet, sondern ignoriert oder belächelt wird, gibt es für Umweltmediziner und na-

turheilkundlich orientierte Therapeuten gar keinen Zweifel mehr an dem Einfluss von Schadstoffen auf die Gesundheit. Viele Studien und Erfahrungsberichte existieren hierüber – sie sind in der Öffentlichkeit leider oftmals nicht bekannt. Und in vielen Fällen kommt es erst dann zu deutlichen gesundheitlichen Verbesserungen, wenn die Erkenntnisse von Vergiftung und Entgiftung in die ganzheitlichen Therapiekonzepte einfließen.
Obwohl wir heutzutage in unserem Alltag und in der Arbeitswelt mit tausenden Schadstoffen konfrontiert werden, und das Risiko, hierdurch gesundheitlichen Schaden zu erleiden, so hoch wie nie zuvor ist, wird dieser Thematik noch immer erstaunlich wenig Bedeutung beigemessen.

Doch wenn man sich mit Umweltmedizinern und aufgeschlossenen Neurologen unterhält, dann scheint diesbezüglich gerade ein Paradigmenwechsel stattzufinden. Denn zunehmend werden entsprechende Zusammenhänge aufgedeckt, dass zahlreiche gesundheitliche Probleme aufgrund von Schadstoffbelastungen entstehen.

Und auch immer mehr Trigeminusneuralgie-Patienten erhalten somit endlich eine Erklärungsgrundlage für ihre Erkrankung, wenn sie hinsichtlich einer chronischen Vergiftung untersucht werden, und sich diese bestätigt.

Und nicht nur das, denn sobald eine vorliegende Schadstoffbelastung diagnostiziert wird, erhöhen sich die Chancen auf eine erfolgreiche Behandlung ganz enorm. Und wer jahrelang von schier unerträglichen Schmerzen einer Trigeminusneuralgie betroffen ist, für den kann eine derartige ursächliche Therapie einen maßgeblichen Schritt in ein neues Leben bedeuten. Das ist es, was dieses Thema so wichtig macht. Krankmachende Gefahrenquellen fangen schon im eigenen Körper durch Zahnmetalle wie Amalgamfüllungen und metallhaltige Kronen und Brücken an. In den eigenen vier Wänden geht es munter weiter, und zwar mit Holzschutzmitteln, Lösungsmitteln in Wandfarben, Formaldehyd in Möbeln, diversen Schadstoffen einschließlich Medikamentenrückständen im Trinkwasser, Aluminium aus Deos, Weichmachern in Plastiktrinkflaschen, Lösungsmitteln in Kinderspielzeug, chemischen Zusatzstoffen in Lebensmitteln und Kosmetikartikeln und so weiter. Dabei ist der menschliche Organismus genetisch gar nicht darauf eingestellt, diese ganzen Schadstoffe von allein wieder auszuscheiden. Als der Mensch kreiert wurde, da gab es diese vielen Millionen Schadstoffe überhaupt noch nicht. Dass all diese Substanzen zu diversen gesundheitlichen Schäden führen können, wird zum Leidwesen der Betroffenen völlig vernachlässigt. Denn würde eine durch diese Schadstoffe induzierte Erkrankung ursächlich behandelt, würde dies den Gesundungsprozess um ein Vielfaches verbessern. Ja, das gilt in vielen Fällen auch bei der Trigeminusneuralgie.

Interessanterweise gibt es einige Krankheitsbilder, bei denen eine Belastung mit Schadstoffen weitaus eher überprüft wird. Insbesondere ist dies der Fall bei einer toxischen Polyneuropathie, die ebenfalls eine Erkrankung der Nerven ist. Überhaupt werden derartige Zusammenhänge bei einer Polyneuropathie nicht in Frage gestellt. Hier ist schon seit mehreren Jahrzehnten bekannt, dass die Erkrankung der Nerven durch Schadstoffe erfolgen kann. Eine durch Schadstoffe ausgelöste Polyneuropathie trägt sogar eine eigene Bezeichnung, nämlich „toxische Polyneuropathie". Man unterscheidet hier zwischen den jeweiligen Schadstoffen wie beispielsweise eine Polyneuropathie durch Quecksilber, Blei, Acrylamid oder Lösungsmittel.

Berechtigterweise stellt sich an dieser Stelle die Frage: Hat Sie Ihr Arzt bei der Anamnese gefragt, ob Sie in Ihrem Beruf oder zu Hause mit Schadstoffen konfrontiert werden?

Hat er Sie danach gefragt, ob Sie Amalgam, andere Metalle oder Gold im Mund tragen, ob Sie als Maler, Lackierer, Tankwart oder Zahnarzt arbeiten? Hat er Sie gefragt, ob Sie häufig mit chemischen Substanzen in Kontakt kommen?

Wenn man bedenkt, dass bei einem Großteil der an Trigeminusneuralgie erkrankten Patienten keine Ursache festgestellt wird, gibt dies Anlass zum Nachdenken. Noch nachdenklicher wird man, wenn man die Vorstellung von Umweltmedizinern betrachtet, die davon ausgehen, dass eine Trigeminusneuralgie häufig durch Schadstoffe ausgelöst wird, indem es durch eine Anreicherung von Umweltschadstoffen im Nervengewebe zu sogenannten neurogenen Entzündungen kommt. Grundsätzlich gilt es zu unterscheiden, ob eine Zuführung von Giftstoffen vorliegt, die zu kurzfristigen akuten Vergiftungen führt, oder ob es sich um eine Kumulationssituation handelt, bei der die aufgenommenen Giftstoffe vom Körper gespeichert werden. Demzufolge werden diese Giftstoffe auch als „Speichergifte" bezeichnet und zeichnen sich dadurch aus, dass sie in verschiedenen Körperbereichen eingelagert und deponiert werden. Während sich einige Speichergifte vorzugsweise in Organen wie der Leber, den Nieren, sowie dem Nervengewebe (vorzugsweise im Nervenstrang beidseitig der Wirbelsäule und den Ganglien des Nackenbereichs) und Gehirn ablagern, bevorzugen andere Speichergifte Fett- oder fettähnliche Gewebe. Handelt es sich um wasserlösliche Giftstoffe, sind diese vorzugsweise in den Nieren anzutreffen.

Durch die Ansammlung und Speicherung der Giftstoffe kommt es zu einer chronischen Vergiftung, die langfristig zu Symptomen wie beispielsweise Neuralgien, Migräne, Rücken- Nackenschmerzen und Kopfschmerzen führen kann. Dies wird darauf zurückgeführt, dass der Körper nicht in der Lage ist, sich eigenständig von diesen Schadstoffen zu befreien.

Umweltgifte siedeln sich in diversen Organen wie dem Gehirn, Darm, der Schilddrüse, Bauchspeicheldrüse, den Knochen und Nervenzellen an. Sie können den gesamten Stoffwechsel so stark beeinträchtigen, dass verschiedene Prozesse nicht mehr reibungslos vonstatten gehen. Dies erklärt auch die häufig diffus auftretenden Symptome, die toxin-unerfahrene Mediziner nicht adäquat einordnen können. Denn welcher Allgemeinmediziner kommt heutzutage darauf, eine chronische Vergiftung zu diagnostizieren, wenn Symptome wie Gesichtsschmerzen, Kopfschmerzen, Haarausfall, Depressionen, Nagelveränderungen, Magen-Darmprobleme oder extreme Hautveränderungen auftreten? Oder welcher von ihnen würde darauf schließen, dass eine Trigeminusneuralgie im Zusammenhang mit Schadstoffen stehen würde?

Da viele Giftstoffe neurotoxisch wirken, kann man unter umweltmedizinischen Gesichtspunkten auch bei vielen an Trigeminusneuralgie erkrankten Menschen davon ausgehen, dass Schadstoffe wie beispielsweise Quecksilber, Blei, Palladium, Cadmium und Nickel zu einer Entstehung beitragen oder diese Krankheit sogar auslösen können.

Obwohl wir in unserer modernen Welt tagtäglich mit tausenden Schadstoffen konfrontiert werden, finden nur sehr selten kausale Abgrenzungen statt, wenn für eine Krankheit keine Ursache gefunden wird. Dabei gehört insbesondere bei neurologischen Symptomen wie bei einer Trigeminusneuralgie eine Abklärung dieser Aspekte zu einer allumfassenden Anamnese und Ursachenforschung. Schon vielen tausenden Menschen konnte zu erstaunlichen gesundheitlichen Verbesserungen verholfen werden, indem die schädlichen Substanzen aus dem Körper entfernt und ein weiterer Kontakt verhindert wurde wie beispielsweise durch das Entfernen von Amalgamfüllungen und ein professionelles Ausleiten des im Körper abgelagerten Quecksilbers.

Unabhängig davon, welches Toxin letztendlich zur Trigeminusneuralgie geführt hat – eine toxisch bedingte Erkrankung stellt an alle Betroffenen eine große Herausforderung. Insbesondere die behandelnden Ärzte sind hier sehr stark gefordert, und aufgrund der Komplexizität einer chronischen Schadstoffbelastung ist es für eine zuverlässige Diagnose und adäquate Therapie unerlässlich, sich an einen Therapeuten zu wenden, der sich mit Umwelterkrankungen auskennt und über den erforderlichen Sachverstand verfügt.

Denn eine Schadstoffentfernung ist kein Kinderspiel, sondern eine sehr komplizierte Angelegenheit, die so manches Risiko in sich birgt. Und da unsachgemäßes Entfernen von Zahnmetallen erneute Symptome auslösen kann, ist es umso dringender, dieses wirklich nur von einem erfahrenen Therapeuten durchführen zu lassen.

Manche Patienten tragen regelrechte Schadstoffcocktails mit sich herum, indem sie von mehreren Schadstoffen betroffen sind wie beispielsweise Quecksilber plus Palladium und Blei. Eine Kombination mehrerer Schwermetalle gilt in der Therapie immer als eine besonders schwierige Konstellation. Nicht nur, dass sich bei dem gleichzeitigen Vorhandensein mehrerer Schadstoffe die Toxizität vervielfältigt (bei Blei und Quecksilber erhöht sich die Toxizität mindestens um das Zehnfache), sondern es ist auch wesentlich schwieriger, diese kombinierten Schwermetalle wieder aus dem Körper auszuleiten.

Neben Blei, Palladium und Cadmium zählt hauptsächlich das Quecksilber zu den Schwermetallen, die neurotoxisch wirken können.
Und geht es nach Umweltmedizinern, so ist bei wesentlich mehr Trigeminusneuralgie-Patienten die Krankheitsursache in einer chronischen Quecksilbervergiftung zu suchen, als dies bisweilen bekannt zu sein scheint.

Quecksilber aus Amalgam als Ursache?

Das Thema „Amalgam“ wird seit vielen Jahren sehr kontrovers diskutiert. Dabei gelingt es den Amalgambefürwortern immer wieder, der Bevölkerung die angebliche Ungefährlichkeit dieses hochtoxischen Zahnmaterials vorzugaukeln. Im Zweifel greift man auch zu Studien, die nach rechtmäßigem Empfinden bekannter Umweltmediziner nicht die Realität und tatsächliche Gefährlichkeit widerspiegeln.

Auch die „Vereinigung amerikanischer Zahnärzte“ schlägt argumentativ eifrig in diese Kerbe, indem sie offiziell die Meinung vertritt, Amalgam wäre unschädlich. Bedenklich ist allerdings, dass genau diese Zahnärzte durchaus anerkennen, dass das im Amalgam enthaltene Quecksilber außerhalb des Mundes schädlich ist. Wieso muss jeder Zahnarzt, der in seiner Praxis Amalgamplomben entfernt, diese als Sondermüll entsorgen? Wieso darf dieser Sondermüll im Mund getragen werden, aber sobald er den Mund verlässt, gilt er als hochgiftig?

Und geht es immer noch nach der Schulmedizin, so darf schwangeren Frauen kein Amalgam eingesetzt werden. Auch bei nierenkranken Menschen wird von einer Amalgamverwendung abgeraten. Und warum ist ein zerplatztes Fieberthermometer aufgrund der freiwerdenden Quecksilberdämpfe hochtoxisch, aber im Mund soll dieses Gift keinen Schaden anrichten? Und warum müssen die heiß diskutierten Energiesparlampen aufgrund ihres Quecksilbergehaltes als Sondermüll entsorgt werden?

Allein schon diese kleinen Beispiele, die für jedermann ohne großes Hintergrundwissen nachvollziehbar sind, stecken voller Brisanz! Und trotzdem: Geht es nach der Schulmedizin, so ist Amalgam dennoch ein harmloser Zahnfüllstoff, der bedenkenlos und in unbegrenzter Höhe in die Zähne von vielen Millionen Menschen eingesetzt werden kann. Nein, so einfach ist das nicht und soll glauben, wer nicht aufgeklärt werden möchte. Als jemand, der von einer lebensbedrohlichen chronischen Amalgam- und Palladiumvergiftung betroffen ist, kann ich als Autorin gar nicht anders schreiben.

Amalgam ist ein Zahnersatzstoff, der es in sich hat. Auch wenn die allermeisten Zahnärzte immer noch gebetsmühlenartig behaupten, dass Amalgam doch ganz harmlos sei, entspricht dies einer Farce für jeden Menschen, der selbst eine chronische Amalgamvergiftung erlebt und überlebt hat. Denn Amalgam besteht zu über 50 % aus dem hochgiftigen Quecksilber und vergiftet auf Dauer jeden menschlichen Organismus in einem schleichenden Prozess, weil es ein Speichergift ist und quasi im ganzen Körper verteilt wird. Hinzu kommt, dass das Amalgam weitere schädliche Substanzen enthält wie Blei, Zinn, Silber, Kupfer und Zink. Auch Brücken und Inlays enthalten häufig Anteile dieser krankmachenden Inhaltsstoffe. Insbesondere das Palladium (auch als „Spargold" bezeichnet) ist ein gefürchteter Bestandteil von Zahnersatz, da es als noch toxischer gilt als das Quecksilber und außerdem auch noch schwieriger auszuleiten ist.

Durch einfaches Kauen, häufiges Kaugummikauen, Verzehr von heißen Speisen und Getränken und Zähneputzen werden permanent giftige Substanzen in Form von Dämpfen abgegeben und vom Körper absorbiert. Und je älter die Amalgamfüllungen sind, desto poröser ist in der Regel deren Oberfläche, was die Abgabe des Quecksilberdampfes noch deutlich erhöht.

Dass diese Schwermetalle an vielen neurologischen und psychischen Erkrankungen beteiligt sein können, steht für Umweltmediziner und Toxikologen außer Frage. Für sie steht fest, dass das ins Gehirn gelangte Quecksilber zu erheblichen gesundheitlichen Problemen, aber auch zu massiven Nervenschäden führt, weil es neurotoxisch wirkt. Ja, es ist gar kein Geheimnis, dass Quecksilber eine extreme Affinität für das menschliche Nervensystem besitzt und somit zu massiven neurologischen Schäden führen kann. Bei der Trigeminusneuralgie wird der Zusammenhang darauf zurückgeführt, dass sich das Quecksilber in den Trigeminusganglien anreichert.

Zahlreiche Krankengeschichten von Patienten mit Trigeminusneuralgie, Polyneuropathie und MS zeigen, dass Schwermetalle an der Entstehung beteiligt sein können. Und die Tatsache, dass Patienten, die von unterschiedlichsten Formen von Erkrankungen betroffen sind, von deutlichen Verbesserungen ihrer gesundheitlichen Probleme berichten, sobald die Schwermetalle entfernt wurden, untermauert den offensichtlichen Zusammenhang zwischen einer Schwermetallbelastung und zahlreichen Erkrankungen.

Wenn man bedenkt, wie giftig Quecksilber tatsächlich ist, dann lassen sich diese Zusammenhänge sehr einfach nachvollziehen. Das Quecksilber gilt als so gefährlich, dass es zu den giftigsten Substanzen zählt, die unser Planet überhaupt zur Verfügung hat. Bereits 0,2 bis 1 g Quecksilber im Blut sind tödlich. Da muss die Frage erlaubt sein, wie es möglich ist, dass Amalgamträger – finanziert durch die Krankenkassen - häufig ein Vielfaches dieser Menge in ihrem Mund herumtragen dürfen.

Bereits nach nur 12 Stunden nach dem Einsetzen der Amalgamfüllungen ist das Quecksilber in allen Körperorganen angelangt. Und auch vor dem Gehirn macht es nicht Halt, weil es in der Lage ist, die Blut-Hirn-Schranke zu durchdringen. Doch damit nicht genug, denn durch ständigen Abrieb bedingt durch Kaugummikauen, heiße Speisen und Getränke sowie Zähneknirschen wird der Körper Tag für Tag mit weiteren Quecksilbermengen versorgt. Der Körper wird somit ständig weiter vergiftet, indem das Quecksilber über den Verdauungstrakt in den Organismus befördert wird. Irgendwann läuft das Fass aufgrund dieser systemischen Vergiftung quasi über, mit der Folge, dass chronische Erkrankungen entstehen.

Das Fatale ist, dass das im Körper geparkte Quecksilber ohne Hilfe von außen den Körper kaum noch verlassen kann. Die Halbwertzeit des Quecksilbers ist so erschreckend hoch, dass man davon ausgeht, dass es den Körper zu Lebzeiten ohne Hilfe von außen nicht mehr verlassen wird.

Auch wer selbst keine Amalgamfüllungen im Mund trägt, ist vor einer Quecksilberbelastung nicht sicher. Denn mittlerweile sind bekanntermaßen viele Nahrungsmittel und insbesondere Fischbestände quecksilberbelastet, sodass man auch seine Ernährungsgewohnheiten überdenken sollte. Sie meinen, Sie sind trotzdem noch auf der sicheren Seite und haben keine Quecksilberbelastung? Oder Sie wundern sich, dass Sie Quecksilber im Körper haben, und können sich nicht erklären, woher dieses kommen soll? Oder sie fragen sich, wieso Ihr Kind unerklärliche gesundheitliche Probleme hat?

Nun, die Antwort ist sehr einfach und voller Brisanz: Quecksilber ist leider plazentagängig, sodass eine Amalgam tragende Mutter das Quecksilber auf ihr ungeborenes Kind überträgt.

Eine Entfernung des Quecksilbers muss mit sehr viel Sorgfalt erfolgen und sollte nur von entsprechend erfahrenen Therapeuten durchgeführt werden. Um das Quecksilber aus den Depots zu lösen, werden sogenannte Chelatbildner wie DMSA, DMPS und EDTA eingesetzt, die in der Lage sind, auch Schwermetalle wie Blei, Quecksilber, Cadmium und Palladium zu binden und aus dem Körper auszuleiten. Hauptsächlich erfolgt die Ausscheidung über den Darm, Urin und Schweiß. Dies ist übrigens der Grund, warum die Diagnostik einer chronischen Schwermetallvergiftung nicht über das Blut erfolgt, sondern mit speziellen Testverfahren über Urin und Stuhlproben.

Lassen Sie mich abschließend noch ein paar Worte zum Thema Gold sagen. Denn immer wieder erlebe ich, dass Amalgamträger ihre quecksilberhaltigen Füllungen durch Gold ersetzen lassen. Hiervor kann ich nur warnen. Denn nicht nur erschwert das Gold eine Ausleitung des Quecksilbers dramatisch, sondern das Gold selbst kann auch zu einer Belastung werden.

Ganz aktuell habe ich wieder einen Fall hautnah erlebt, wo genau das geschehen war: Gold ersetzte das Amalgam, und seitdem ging`s mit der Gesundheit signifikant bergab. Das Testergebnis ergab eine Goldbelastung, die 500 (!) Mal über dem zulässigen Grenzwert lag! Die seit Jahren bestehenden Symptome wie Depressionen, Bluthochdruck, Schweißausbrüche, chronische Erschöpfung und die Autoimmunerkrankung Hashimoto bekamen endlich eine Erklärung.

Soviel zum Thema: Gold ist das Beste, was man sich als Zahnersatz einsetzen lassen kann.

Elektrosmog

In der Umweltmedizin wird neben der Schadstoffbelastung das Thema Elektrosmog als ein weiterer wesentlicher Auslöser gesehen, der zu einer Trigeminusneuralgie führen kann. Hier stehen insbesondere Handys und Schnurlostelefone in der Diskussion, die nach neuesten Forschungsergebnissen auch im Verdacht stehen, an der Entstehung von Gehirntumoren beteiligt zu sein.

An dieser Stelle kommen auch die Metalle ins Spiel, die im Mund vorhanden sind. Denn metallhaltiger Zahnersatz wie Amalgamfüllungen, Brücken, Inlays, Implantate und Zahnprothesen gehen in Resonanz mit den elektrischen Feldern, von denen man umgeben wird. Diese bestehen jedoch nicht nur aus den bereits erwähnten Handys und Schnurlostelefonen, sondern auch Stromleitungen, Mobilfunkmasten, kabellose Computerverbindungen (WLAN) etc. haben einen wesentlich größeren Einfluss auf den menschlichen Organismus, als dies gemeinhin bekannt ist.

Schwermetalle wirken auf die uns umgebenden elektrischen Felder wie Antennen und führen dazu, dass sich im Mund derartige elektromagnetische Felder aufbauen, die mit Messgeräten nachweisbar sind. Durch die Ausstrahlungen dieser Felder kann es zu einer Beeinträchtigung der Nervenzellen kommen, die sich auch als Schmerz des Trigeminusnervs bemerkbar macht. Besonders starke Spannungen entstehen, wenn im Mund verschiedene Metalle vorhanden sind wie beispielsweise Gold, Amalgam plus Palladium.

In diesem Zusammenhang muss ich an eine Bekannte denken, die jahrelang unter einer schweren Trigeminusneuralgie litt. Sie wohnte in einer Großstadt und fuhr täglich mit der Straßenbahn zu ihrem Arbeitsplatz. Immer wenn sie an einer ganz bestimmten Stelle der Fahrtstrecke vorbeikam, durchfuhr sie ein elektrischer Schlag, der ihr regelrecht die Füße unter den Beinen wegzog.

Erst nach einem langen Leidensweg wurde dieses Phänomen aufgeklärt. So stellte sich heraus, dass sie metallhaltigen Zahnersatz im Mund hatte, und zu allem Unglück kam sie auch noch an ihrem Arbeitsplatz täglich mit Schwermetallen in Kontakt. Erst umweltmedizinische Untersuchungen, die eine massive chronische Vergiftung an den Tag brachten und anschließende Schadstoffentfernungen brachten ihr ein relativ beschwerdefreies Leben zurück.

Medikamentöse Behandlung

Während es einige Patienten gibt, die durch die Trigeminusneuralgie nur vergleichsweise milde Gesichtsschmerzen erleben, die sogar ohne eine weitere Therapie abklingen, gibt es auf der anderen Seite sehr viele Betroffene, die auf eine langfristige und umfangreiche medikamentöse Behandlung angewiesen sind.

Die medikamentöse Behandlung ist bei der Trigeminusneuralgie immer die Therapie der ersten Wahl und stellt für den Betroffenen und Therapeuten gleichermaßen eine große Herausforderung dar. Während es bei zahlreichen anderen Erkrankungen klare Vorgehensweisen gibt, die relativ verlässliche Prognosen auf die Wirksamkeit zulassen, trifft dies bei der Behandlung der Trigeminusneuralgie nicht zu. Dies beginnt damit, dass eine Therapie mit Schmerzmitteln alleine meistens nicht ausreicht bzw. sogar völlig sinnlos ist. Stattdessen kommen fast immer Medikamente in Betracht, die bei der Behandlung von Epilepsie und Depressionen eingesetzt werden wie Neuroleptika, Antikonvulsiva und Antidepressiva. Dieser Therapieansatz beruht auf der Tatsache, dass klassische Schmerzmittel bei einer Trigeminusneuralgie in der Regel wirkungslos sind. Kommt es zu einer Schmerzattacke, wirken die meistens über den Mund eingenommenen Schmerzmedikamente nämlich erst nach etwa 30 Minuten – einer Zeit, bei der die Attacke schon längst vorüber ist.

Somit gibt es noch kein wirksames Medikament, das man direkt beim Auftreten der Attacke einnehmen könnte, um den Schmerz sofort zu unterdrücken. Demzufolge dient eine medikamentöse Behandlung in erster Linie nicht der Schmerzlinderung, sondern der Vorbeugung, sodass die Schmerzattacken im Idealfall erst gar nicht auftreten. Man spricht daher auch von einer „vorbeugenden Schmerztherapie".

Durch die Medikamente wird es möglich, die Zeiträume, in denen der Patient schmerzfrei bleibt, zu verlängern. So lässt sich ein schmerzfreies Intervall von sechs Monaten zum Beispiel auf ein Jahr verlängern. Das bringt dem Patienten eine große Erleichterung. Viele Patienten werden auch unter der Medikation völlig schmerzfrei und haben keine Attacken mehr.

Generell haben sich Antiepileptika bei der Behandlung der Trigeminusneuralgie als sehr wirkungsvoll erwiesen und gelten derzeit als Standardtherapie. Antiepileptika verfügen nicht nur über krampflindernde Eigenschaften, sondern wirken sich auch vermindernd auf durch Nerven entstehende Schmerzen aus. Die Wirksamkeit der Antiepileptika wird darauf zurückgeführt, dass die Empfindsamkeit der Nervenzellen herabgesetzt wird, und demzufolge die Schmerzattacken nicht mehr auftreten.

Schreitet die Krankheit fort oder werden die Schmerzattacken häufiger und intensiver, werden höhere Dosierungen der Medikamente erforderlich. Dies birgt allerdings die Gefahr, dass die Nebenwirkungen zunehmen, mitunter unerträglich werden, zu einer gravierenden Beeinträchtigung der Lebensqualität führen und sogar ernsthafte Langzeitfolgen möglich sind.

Carbamazepin

Das Mittel der ersten Wahl ist bei der Trigeminusneuralgie das Medikament mit dem Wirkstoff Carbamazepin (Tegretol, Neurotop). Nicht nur im Anfangsstadium der Erkrankung werden hiermit sehr gute Erfolge erzielt, sondern auch eine dauerhafte Schmerzlinderung kann bei vielen Patienten hierdurch erreicht werden. Aufgrund der guten Wirksamkeit wird Carbamazepin sehr häufig eingesetzt und führt bei fast allen Betroffenen zumindest vorerst zu einer deutlichen Schmerzlinderung.

Die Anfangsdosis ist sehr gering und sollte aufgrund möglicher Nebenwirkungen nur langsam gesteigert und stetig überwacht werden. Durch die langsame Steigerung können eventuelle Nebenwirkungen unter Umständen verhindert werden. Sobald mit einer bestimmten Dosierung eine Schmerzlinderung erreicht ist, wird diese in der Regel beibehalten. Die üblicherweise wirksamen Dosierungen reichen von 600 bis 1.600 mg pro Tag, aufgeteilt auf drei bis vier Gaben täglich. Wenn die schmerzfreie Phase mehr als zwei Monate beträgt, wird häufig in kleinen Schritten versucht, die Dosierung zu reduzieren.

Die auftretenden Nebenwirkungen sind meistens dosisabhängig und betreffen überwiegend ältere Patienten und Personen mit Multiple Sklerose. Die Nebenwirkungen reichen von Verwirrtheit, Schwindel, Müdigkeit, Ataxie, Doppelbildern, Übelkeit, Appetitlosigkeit bis zur Benommenheit. Darüberhinaus kann es auch zu allergischen Hautausschlägen, einer Erhöhung von Leberenzymen und zu einer Reduktion der weißen Blutkörperchen kommen. Wenn die Nebenwirkungen zu starke Ausmaße annehmen, muss die tägliche Dosierung für ca. 3 Tage reduziert werden, bevor erneut eine erhöhte tägliche Dosis verabreicht wird.

Aufgrund dieser zahlreichen möglichen Nebenwirkungen werden im Vorfeld der Verabreichung der Medikamente entsprechende Blutuntersuchungen vorgenommen, die in regelmäßigen Abständen als Kontrolluntersuchungen wie-derholt werden. Sollten die Nebenwirkungen nicht zu verantworten sein, oder bleibt die Gabe von Carbamazepin wirkungslos, sind Medikamente gegen krampfhafte Muskelverspannungen und Antidepressiva angezeigt, darunter beispielsweise Präparate wie Baclofen, Clonazepam, Gabapentin oder Lamotrigin.

Gabapentin

Das Antiepileptikum Gabapentin wird nicht nur bei Nichtverträglichkeit des Carbamazepins eingesetzt, sondern in schweren Fällen auch zusätzlich zu Carbamazepin, wenn dessen alleinige Gabe nicht ausreicht. Als Monopräparat ist Gabapentin allerdings besser verträglich als in Kombination mit Carbamazepin. Gabapentin übt eine beruhigende Wirkung auf die Nervenleitungen aus. Es wird in kleinen Schritten auf maximal 2.400 mg gesteigert.

Oxcarbazepin

Bei Oxcarbazepin handelt es sich um eine neuere Form von Tegretol®, die im Handel unter den Namen Trileptal, Apydan und Timox geführt wird. Der Wirkstoff soll weniger Nebenwirkungen und Risiken mit sich bringen als Carbamazepin, muss meistens allerdings in höheren Dosierungen eingenommen werden, um die Trigeminusneuralgie unter Kontrolle zu bringen. Die Dosierung beginnt mit einer täglichen Einnahme von 2 x 300 mg und wird so lange in kleinen Schritten gesteigert, bis die Schmerzen unter Kontrolle sind. Die maximale Dosierung liegt bei 3.000 mg pro Tag.

Auch wenn im Vergleich zum Tegretol® geringere Nebenwirkungen auftreten sollen, so ist auch dieses Medikament nicht gänzlich davon befreit. Die möglichen Nebenwirkungen reichen von Schwindel, Zittern, Übelkeit bis hin zu Erbrechen und Müdigkeit. In selteneren Fällen treten Doppelbilder, Hautausschläge und Infektionen der Atemwege auf. Wer auf die Einnahme von Tegretol® allergisch reagiert, sollte auch auf die Einnahme von Oxycarbamazepin verzichten.

Phenytoin

Bei einer Akutbehandlung, die aufgrund einer plötzlichen Symptomverschlimmerung schnelles Handeln erfordert, wird oftmals Phenytoin erfolgreich eingesetzt. Die tägliche Dosierung liegt in der Regel zwischen 300 und 500 mg, aufgeteilt auf 3 Portionen. Wie hoch letztendlich die Dosierung ausfällt, hängt meistens von den auftretenden Nebenwirkungen ab. Diese können sich durch Schläfrigkeit, Lähmungen der Augenbewegung, Nystagmus (schnelle Augenbewegungen), Ataxie, Verwirrtheit, übermäßigen Haarwuchs und Sprachschwierigkeiten

äußern. In seltenen Fällen können Leberschäden, Hautausschläge und Blutkrankheiten auftreten.
Bei einer schwerwiegenden Verschlimmerung der Trigeminusneuralgie kann Phenytoin intravenös verabreicht werden.

Baclofen

Baclofen ist nicht so wirksam wie Carbamazepin oder Phenytoin, kann aber als Kombinationspräparat mit anderen Medikamenten sehr nützlich sein. Häufig wird Baclofen in Kombination mit Carbamazepin eingesetzt. Die Dosierung liegt anfangs bei 5 mg bis zu dreimal täglich. In kleinen Schritten kann die Dosierung gesteigert werden, bis eine völlige Schmerzfreiheit erreicht ist. Die hierfür benötigte Dosierung liegt in der Regel bei bis zu 60 mg pro Tag. Da die Wirksamkeit von Baclofen nur wenige Stunden andauert, ist bei einer stark ausgeprägten Trigeminusneuralgie eine Einnahme im Abstand von 3 bis 4 Stunden erforderlich. Die häufigsten Nebenwirkungen reichen von Benommenheit, Übelkeit, Schwindel bis hin zu einer Schwäche in den Beinen, die den Patienten das Gefühl gibt, als gingen sie auf Wolken. Wenn mit einer geringen Dosierung begonnen wird und diese langsam in kleinen Schritten gesteigert wird, fallen die Nebenwirkungen meistens geringer aus.

Baclofen sollte niemals abrupt abgesetzt werden, da dies zu schwerwiegenden Nebenwirkungen wie Halluzinationen und Schmerzattacken führen kann.

Misoprostol

Der Wirkstoff Misoprostol wird im Handel unter dem Namen Cytotec® geführt und ist ein Präparat, das ursprünglich bei der Behandlung von Magenentzündungen und Magen- und Zwölffingerdarmgeschwüren eingesetzt wird. Nach bisherigen Erkenntnissen sollte Misoprostol nur bei Trigeminusneuralgien eingesetzt werden, die auf eine Multiple Sklerose zurückzuführen sind.
Studien haben gezeigt, dass hier die neuralgischen Attacken reduziert werden können, bei einer geringen Anzahl von Studienteilnehmern verschwanden die Attacken sogar ganz. Auch eine Unterbrechung der Behandlung wurde vorgenommen, mit dem Resultat, dass

nach dem Absetzen des Medikamentes die Schmerzattacken wieder auftraten. Durch die erneute Einnahme wurden die Schmerzen wieder gelindert.

Sumatriptan

Sumatriptan wird im Handel unter den Namen Imigran® und Imitrex® geführt und ist ein häufig verordneter Wirkstoff bei der Akuttherapie. Die Wirkung reicht für eine etwa 8-stündige Schmerzlinderung. Hauptsächlich wird Sumatriptan bei Clusterkopfschmerzen und einer schwerwiegenden Migräne verordnet, ist aber auch ein hilfreiches Akutmittel bei der Trigeminusneuralgie.

Antidepressiva

Der Einsatz von Antidepressiva (z. B. Amitriptylin) bei der Trigeminusneuralgie wird sehr kontrovers diskutiert. Einige Antidepressiva verfügen über eine erhebliche schmerzlindernde Wirkung und können in Kombination mit anderen Präparaten häufig zu einer Verbesserung der Neuralgie führen. Antidepressiva werden auch verordnet, um den Nebenwirkungen anderer Medikamente entgegenzuwirken. Insbesondere trifft dies zu, wenn es zu Depressionen gekommen ist.

Fazit

Die Suche nach einem dauerhaft wirksamen Medikament erfordert viel Geduld und stetiges Ausprobieren. Sobald sich ein Präparat bzw. ein bestimmter Wirkstoff als hilfreich erweist, bleibt der Patient meistens zunächst bei diesem Wirkstoff. Allerdings kann sich die Wirksamkeit im Laufe der Zeit deutlich verändern, indem die einst hilfreiche Substanz nicht mehr greift, oder die gewählte Dosierung erhöht werden muss.

Möglich ist auch, dass eine Kombination mit einem weiteren Wirkstoff erforderlich wird. Diese Phasen der Neuausrichtung der Medikamente führen dazu, dass sich die Therapie der Trigeminusneuralgie bei vielen Patienten in einem stetigen Wandel befindet und eine große Herausforderung bedeutet. Wenn alle Möglichkeiten der medikamentösen Behandlung ausgeschöpft sind, kommen in vielen Fällen ope-

rative Eingriffe zum Tragen. Allerdings sind diese immer mit gewissen Risiken verbunden und stellen auch niemals eine Garantie für eine dauerhafte Schmerzfreiheit dar.
Da die Schmerzbehandlung einer Trigeminusneuralgie immer auf individuellen Faktoren beruht, ist eine vertrauensvolle Zusammenarbeit mit dem behandelnden Arzt eine ganz wichtige Voraussetzung für eine erfolgreiche Therapie. Insbesondere gehören die Auswahl und Festlegung der Dosierung der Medikamente ausschließlich in die Hand des Arztes.

Sobald Sie Veränderungen der Medikamenteneinnahme vornehmen möchten, sprechen Sie dies unbedingt mit Ihrem Arzt ab. Setzen Sie niemals eigenmächtig die verordneten Medikamente ab, und bedenken Sie, dass die Medikamente möglicherweise nach dem Absetzen nicht mehr wirken.

Nebenwirkungen der Antiepileptika

In den meisten Fällen sind Antiepileptika gut verträglich, sodass es nicht zu einer Beeinträchtigung des Alltags kommt. Dennoch darf nicht vernachlässigt werden, dass diese Präparate auch zu unerwünschten Nebenwirkungen führen können. Besonders am Anfang der medikamentösen Therapie kommt es zu Symptomen, die sich jedoch im Laufe der Zeit reduzieren oder ganz abklingen. Häufig liegt das Auftreten von Nebenwirkungen in zu hohen Dosierungen oder allergischen Reaktionen begründet. Neben vielfältigen Symptomen wie Müdigkeit, Benommenheit und Schwindel kann es auch zu einer Beeinträchtigung der Wirksamkeit von Kontrazeptiva kommen.

Wenn Nebenwirkungen auftreten, sind es die Patienten meistens selbst, die diese bemerken. Dennoch sollten auch die Angehörigen jegliche Veränderungen genau beobachten und dem Arzt mitteilen. Dies betrifft Besonderheiten der Bewegung, unkontrolliertes Verhalten, extreme Müdigkeit und sonstige unerwünschte Nebenwirkungen. Wenn sich die Nebenwirkungen für Sie als Problem zeigen,beraten Sie mit Ihrem Arzt, um gegebenenfalls ein alternatives Präparat zu wählen. Bevor Sie das Ihnen verordnete Präparat einnehmen, lesen Sie immer die beigefügte Packungsbeilage. Bei Unsicherheiten kontaktieren Sie Ihren behandelnden Arzt, und besprechen Sie mit ihm Ihre

Befürchtungen und Ängste. Teilen Sie auch unbedingt mit, wenn Sie andere Medikamente einnehmen, um mögliche Wechselwirkungen zu verhindern. Setzen Sie die Medikamente niemals ohne Rücksprache mit Ihrem Arzt ab, denn das Absetzen der Antiepileptika kann äußerst riskant sein und zu plötzlichen schweren Anfällen führen.

Müdigkeit

Besonders zu Beginn der Medikamenteneinnahme kann es zu einer andauernden Müdigkeit und Schläfrigkeit kommen, die auch tagsüber zu spüren ist. Im Laufe der Zeit lässt dies jedoch meistens nach.

Bewegungsstörungen

Manchmal kann es zu einer Beeinträchtigung der groben Bewegungsabläufe sowie der Feinmotorik kommen. Dabei kann es zu Sitzunruhe kommen, die das ständige Gefühl mit sich bringt, sich immerzu bewegen zu müssen. Während die Müdigkeit mit der Dauer der Therapie meistens nachlässt, kann sich hingegen die Sitzunruhe im Laufe der Zeit weiter steigern. Neben unkontrollierten Bewegungsabläufen kann es zu krampfartigen Muskelanspannungen kommen. Besonders Zungen- und Schlundkrämpfe werden als sehr quälend empfunden.

Gewichtsprobleme

Eine häufig beklagte Nebenwirkung der Antiepileptika ist die unerwünschte Gewichtszunahme. Da es durch die Medikamente zu einem veränderten Essverhalten kommt, kann die Gewichtszunahme in Einzelfällen so gravierende Ausmaße annehmen, dass eine professionelle Ernährungsberatung in die Behandlung einbezogen werden sollte. Möglicherweise kann auf ein anderes Präparat gewechselt werden, das sich weniger auf das Gewicht auswirkt.

Nicht kontrollierbare Körperfunktionen

Durch Antiepileptika kann es durch Beeinträchtigungen des vegetativen Nervensystems zu verschiedenen unbewussten Körperfunktionen wie unter anderem einem erhöhten Speichelfluss kommen. Auch Magen- und Darmstörungen, Schwindel, Schwitzen und Blutdruckabsenkungen sind Folgen, die durch die Medikamente auftreten können. Einige der Beeinträchtigungen können durch die Verabreichung entsprechender Präparate gelindert werden.

Teilnahme am Straßenverkehr

Da es durch die Antiepileptika zu vielfältigen Nebenwirkungen kommen kann, ist in Einzelfällen eine aktive Teilnahme am Straßenverkehr nicht möglich. Wenn die Reaktionsgeschwindigkeit und die Orientierung eingeschränkt sind, ist das Führen von Kraftfahrzeugen unter Umständen nicht erlaubt. In diesen Fällen sollte sich niemand hinter das Steuer eines Autos, Motorrades oder Fahrrades setzen.

Auch das Führen von schweren Maschinen am Arbeitsplatz kann durch die Medikamente beeinträchtigt werden. Man gefährdet dann nicht nur sich, sondern auch andere Menschen, somit sollte man seine Tätigkeiten genau überdenken.

Berufskraftfahrer wie Zugführer oder Busfahrer müssen gegebenenfalls über eine andere Therapieform nachdenken oder zumindest für eine bestimmte Zeit auf eine aktive Teilnahme am Straßenverkehr und das Führen eines Fahrzeuges verzichten. Dies ist aufgrund beruflicher Umstände mitunter schwierig und bedeutet in jedem Fall eine Einschränkung der Lebensqualität. Fragen Sie bei Unsicherheiten immer Ihren behandelnden Arzt.

Die häufigsten Nebenwirkungen im Überblick:

- Müdigkeit
- Übelkeit
- Gewichtszunahme
- Wahrnehmungsstörungen
- Sprachprobleme wie eine undeutliche Sprache
- Hautausschläge mit und ohne Blasenbildung
- Koordinationsprobleme
- Schwellung der Lymphknoten
- Schwindel
- Störung des Blutbildes
- Reduzierung der Knochendichte
- Verhaltensänderungen

- Depressionen
- Entzündung verschiedener Organe wie Leber und Bauchspeicheldrüse
- Übelkeit
- Erbrechen
- Sehstörungen
- Einschränkungen des Reaktionsvermögens
- Konzentrationsstörungen

Operative Maßnahmen

Wenn die medikamentöse Behandlung bei der Trigeminusneuralgie nicht anschlägt, die auftretenden Nebenwirkungen zu stark sind, langjährige medikamentöse Behandlungen wahrscheinlich oder die Schmerzen schier unerträglich sind, können operative und andere Verfahren in Betracht gezogen werden. Dies ist bei 30 – 50 % der Patienten der Fall. Das Ziel einer Operation ist es, entweder die Reizung des Trigeminusnervs durch umgebende Gefäße zu stoppen oder den Trigeminusnerv in seiner Funktion zu beeinträchtigen, indem er beschädigt wird. Auch nach anfänglicher Schmerzlinderung kann es im Laufe von Monaten oder Jahren zur Rückkehr der Schmerzen kommen.

Auch wenn vielen Patienten durch eine Operation zu einer Schmerzlinderung verholfen werden kann, so ist ein derartiger Eingriff dennoch niemals eine 100%-ige Sicherheit, dauerhaft von den Schmerzen befreit zu werden. Und weil darüber hinaus eine Operation niemals gänzlich ohne Risiken erfolgen kann, werden vor einem derartigen Eingriff meistens alle anderen zur Verfügung stehenden Methoden ausgeschöpft. Vieles davon geschieht zum Leidwesen der Patienten nach dem Motto „Try and error". Und nicht immer geschieht dies tatsächlich immer zum Besten des Patienten. Denn wenn man längst unter massiven Nebenwirkungen leidet, die zu einer dramatischen Einschränkung der Lebensqualität führen, und wenn weitere gesundheitliche Folgen zu befürchten sind, dann ist es möglicherweise ratsamer, eine Operation nicht erst bis zum Äußersten hinauszuzögern.

Doch muss man bei der Behandlung einer Trigeminusneuralgie auch immer die möglichen Risiken einer Operation in die Waagschale geben, um sich für oder gegen bestimmte Behandlungsverfahren zu entscheiden. So ist es auch verständlich, dass einige Ärzte versuchen, ihre Patienten so lange vor einer Operation zu bewahren, bis absolut gar nichts anderes mehr möglich scheint. Besonders die nicht zu unterschätzenden Risiken, mit denen eine Operation am Kopf einhergehen kann, halten viele Ärzte vor einem derartigen Eingriff ab. Denn es liegt nun mal in der Natur der Sache, dass jede Art von Operation ein gewisses potentielles Risiko birgt, sodass es zu kurz- oder langfristigen Komplikationen kommen kann. Es ist also wichtig, dass man vor der Operation sorgfältig alles Für und Wider abwägt. Denn es gibt keine Möglichkeit, genau vorherzusagen, inwieweit die gewünschte Schmerzbefreiung nach dem Eingriff tatsächlich auch eintritt.

Darüber hinaus gibt es auch einige Patienten, bei denen die potenziellen Risiken so groß sind, dass bereits im Vorfeld eine Operation ausgeschlossen wird. Dies ist beispielsweise der Fall, wenn die Ursache der Trigeminusneuralgie am Stammhirn liegt. Nach einer erfolgten Operation ist es häufig ein Problem, die bis dahin eingenommenen Medikamente abzusetzen. Als Idealfall kann man die Medikamente innerhalb von bis zu 6 Wochen nach der Operation absetzen, ohne erneute Schmerzen zu erfahren, doch nicht immer gelingt das.

Mittlerweile gibt es diverse Maßnahmen, die sich nicht nur durch unterschiedliche Herangehensweisen unterscheiden, sondern die auch verschiedene Erfolgsquoten und Risiken aufweisen. Dennoch behandeln alle operativen Methoden den Trigeminusnerv in einer ähnlichen Region, nämlich dort, wo der Nerv aus dem Gehirn austritt.
Ob und welches Verfahren letztendlich ergriffen wird, ist von den individuellen Gegebenheiten abhängig. Die nachfolgenden Ausführungen sollen einen Überblick über die derzeit gängigen Methoden geben, wobei das Für und Wider nach bestem Wissen erstellt wurde.

Bevor die Entscheidung für eine Operation getroffen wird, sollte die Diagnose Trigeminusneuralgie nochmals kritisch überprüft werden. Insbesondere, wenn eine idiopathische Form vorliegen soll, kann nicht deutlich genug darauf hingewiesen werden, dass gerade bei dieser Variante häufige Falschdiagnosen gestellt werden, und ein operativer Eingriff am Trigeminusnerv in diesen Fällen völlig kontraproduktiv wäre.

Operation nach Janetta

Die Operation nach Janetta wird auch als „Mikrovaskuläre Dekompression" (MVD) bezeichnet und gehört zu den sehr weit verbreiteten operativen Eingriffen bei der Trigeminusneuralgie. Insbesondere wenn die Trigeminusneuralgie durch ein auf die Nervwurzel drückendes Blutgefäß entsteht, gilt die Operation nach Janetta als angezeigt. Um festzustellen, ob dies der Fall ist, wird vor dem Eingriff mithilfe einer Kernspintomographie zunächst die Stelle lokalisiert, an der der Nerv durch ein Gefäß eingeengt ist.

Die Operation selbst erfolgt unter Vollnarkose. Hierbei wird eine Schädelöffnung am unteren Hinterkopf (hinter dem Ohr) vorgenommen, um den Nerv bis zum Eintritt in den Hirnstamm freizulegen. Mithilfe eines speziellen Mikroskops wird der Nerv von Mikrogefäßen befreit. Dabei wird ein winziges Kunststoffkissen oder Muskelteilchen als „Puffer" zwischen Gefäß und Nerv eingelegt, um die Trigeminuswurzel zu schonen und weitere mechanische Reizungen zu verhindern.

In der Praxis erzielt diese Methode sehr große Erfolge, und auch langjährige Schmerzpatienten berichten sehr häufig, dass ihnen damit nach einem langen Leidensweg endlich geholfen werden konnte. Sehr viele der Patienten, die durch dieses Verfahren behandelt wurden, sollen schon kurz nach dem Eingriff beschwerdefrei geworden sein.

Aber auch wenn dieses Operationsverfahren in der Regel keine Schädigung des Nervs herbeiführt, keine Sensibilitätsstörungen zu erwarten sind, und nach 7 Jahren immer noch ca. 70 % der Patienten schmerzfrei sein sollen, darf dies nicht über die möglichen Risiken hinwegtäuschen, die mit dieser Operation verbunden sind. Denn wie bei allen operativen Maßnahmen, können auch bei diesem Verfahren Komplikationen auftreten wie u. a. ein Hörverlust, eine Schwächung der Gesichtsmuskeln, sowie Schwellungen und Blutungen des Kleinhirns. Darüber hinaus sollte man bedenken, dass diese Methode ein operativer Eingriff am Kopf ist, bei dem immerhin eine Schädelöffnung erfolgt. Nicht ohne Grund gilt dieses Operationsverfahren als das risikoreichste, das derzeit in der Trigeminusneuralgiebehandlung zur Verfügung steht. Nach derzeitigem Wissensstand liegt die Mortalitätsrate bei 1 %.

Thermokoagulation (Thermoläsion des Ganglion Gasseri)

Die Thermokoagulation wird auch als „Methode von Sweet" bezeichnet und ist eine Verödung der schmerzenden Nervenfasern. Dieses Verfahrens basiert auf der Erkenntnis, dass die schmerzleitenden Nervenfasern unzureichender myelinisiert sind als die anderen. Durch den reduzierten Myelingehalt sind diese Fasern hitzeempfindlicher, sodass sie durch eine präzise Erhitzung ganz gezielt ausgeschaltet werden können. Hierfür wird unter Verabreichung einer lokalen Kurznarkose (Lokalanästhesie) eine Elektrode durch die Haut und im Bereich der Wangenmuskulatur bis zum Ganglion Gasseri geführt.

An diesem „Knotenpunkt" teilen sich die Äste des Trigeminusnervs. Durch die direkte Einwirkung der erhitzten Sondenspitze auf den Ganglion Gasseri wird die hitzeinduzierte Zerstörung bzw. Verödung der Schmerzfasern erreicht. Sobald der Patient nach der Kurznarkose wieder ansprechbar ist, gibt er Auskunft, ob durch die Anwendung der richtige Nervenast gefunden und behandelt wurde. Unter Röntgenkontrolle und der Gabe einer erneuten Kurznarkose wird ggf. eine weitere Verödung durchgeführt. Sobald eine reduzierte Schmerzempfindlichkeit festgestellt wird, wird die Operation beendet.

Der Eingriff dauert ungefähr eine halbe Stunde und erfolgt in der Regel ambulant. Im Anschluss an die Operation verbleibt der Patient noch etwa eine Stunde zur Beobachtung in der Praxis bzw. Klinik.

Da dieses Verfahren nur unter einer örtlichen Betäubung erfolgt, keine offene Operation erfordert, und die nicht betroffenen Bereiche verschont werden, ist es für den Organismus weniger belastend als andere operative Maßnahmen. Somit ist diese Methode insbesondere für körperlich geschwächte und ältere Menschen geeignet, für die größere operative Eingriffe mit zu hohen Risiken verbunden wären.

Der Erfolg gilt mit einer anfänglichen Quote von 95 % als sehr hoch. Allerdings treten bei einigen Patienten Restbeschwerden auf, die mit einer geringen Medikamentendosierung kontrolliert werden können. Je länger der Eingriff zurückliegt, desto wahrscheinlicher werden die Rückfälle. Während nach 3 Jahren etwa jeder zweite Patient einen Rückfall erleidet, sind es nach 6 Jahren etwa 75 %. Bei vielen Betroffenen ist es möglich, den Eingriff zu wiederholen, um erneut eine Schmerzlinderung oder -befreiung zu erreichen.

Neben der relativ hohen Rückfallgefahr besteht ein weiterer Nachteil darin, dass es durch eine zu starke Hitzeeinwirkung (thermische Schädigung) während des Eingriffs zu einer sogenannten „Anaesthesia dolorosa" kommen kann. Diese äußert sich durch eine sehr schmerzhafte Gefühlsstörung im Bereich des behandelten Trigeminusnervs, die als therapieresistent gilt. In seltenen Fällen können auch eine Hornhautentzündung oder eine Beeinträchtigung der Kaumuskulatur auftreten. Als leichtere Nebenwirkungen werden vorübergehende Taubheitsgefühle und Missempfindungen im Bereich des behandelten Trigeminusnervs empfunden.

Ballonkompression

Die Ballonkompression wird unter einer lokalen Kurznarkose durchgeführt. Durch die Haut und die Wangenmuskulatur wird eine Nadel bis zum Ganglion Gasseri vorgeschoben. Ein hierbei eingeführter kleiner Ballonkatheder wird eingeführt, um die Schmerzfasern mechanisch zu zerstören. Während die gefürchtete Anästhesia dolorosa nur in seltenen Fällen eintritt, kommt es bei etwa jedem zweiten Patienten zu einer reduzierten Empfindlichkeit der Trigeminusäste, was in der Fachsprache als „Hypästhesie" bezeichnet wird. Auch von schmerzhaften Missempfindungen, den „Dysästhesien", wird von vielen Patienten berichtet.

Gamma-Knife-Therapie

Als ein derzeit mit großen Hoffnungen verbundenes Verfahren gilt die „Gamma-Knife-Therapie". Diese Therapie ist ein radiochirurgisches Verfahren und wurde erstmalig in den 1950-er Jahren in Schweden eingesetzt. Man verwendet diese Methode schon lange bei der Behandlung von Gefäßmissbildungen, Augen- und Hirntumoren, aber erst seit wenigen Jahren wird sie auch bei der Behandlung von Trigeminusneuralgien eingesetzt. Somit zählt sie derzeit zu den neuesten Entwicklungen in der Trigeminusneuralgie-Therapie, für die allerdings noch keine umfangreichen Aussagen bezüglich Langzeitwirkungen und Risiken getroffen werden können.
Zurzeit wird die Gamma-Knife-Therapie nur in speziellen Zentren bzw. Krankenhäusern angeboten.

Die Behandlung hat das Ziel, den Nerv zu schädigen und somit die Schmerzen auszuschalten. Die Anwendung erfolgt durch gebündelte, radioaktive Strahlen in hoher Dosierung, die gezielt auf den Trigeminusnerv gerichtet werden. Die sehr hohe Strahlendosis wird ganz präzise auf die Austrittszone des Trigeminusnervs aus dem Nervenstamm gerichtet. Dies hat zur Folge, dass diese Zone durch die Strahlen teilweise zerstört wird. Aufgrund der sehr präzisen Anwendung wird die Methode auch als „Strahlen-Skalpell" bezeichnet. Anhand der Computertomografie und Magnetresonanztomographie werden vor dem Eingriff Bilder angefertigt, um die genaue Position der zu behandelnden Nerven festlegen zu können.

Die Gamma-Knife-Therapie gilt als die am wenigsten invasive neurochirurgische Therapieform bei der Trigeminusneuralgie. Sie erfordert nur eine örtliche Betäubung, sodass der Eingriff ambulant erfolgen kann, und bereits am Tag nach der Behandlung die Aufnahme der alltäglichen Arbeit in der Regel wieder möglich ist. Aufgrund des vergleichsweise schonenden Verfahrens kann der Eingriff unabhängig vom Alter und des gesundheitlichen Gesamtzustandes durchgeführt werden. Somit können sich auch ältere und körperlich geschwächte Personen dieser Therapie unterziehen.

Die Wahrscheinlichkeit von möglichen Nebenwirkungen und Komplikationen wie Dysästhesien oder Hypästhesien wird im Vergleich zu anderen Verfahren als gering bewertet. Und auch wenn es noch keine Langzeiterkenntnisse gibt, wird die Gamma-Knife-Therapie nach bisherigen Erfahrungen als sehr effektiv und sicher angesehen. Allerdings wird auch immer wieder von Patienten berichtet, die nicht den gewünschten Behandlungserfolg erzielen konnten. Dies gilt insbesondere für Patienten, die gleichzeitig von einer Trigeminusneuralgie und Multiple Sklerose betroffen sind. Nach bisherigem Kenntnisstand tritt bei ihnen ein Behandlungserfolg nicht so häufig ein wie bei Trigeminus-Patienten ohne MS.

Der Erfolg dieser Behandlung kann sich sehr schnell zeigen, nämlich schon nach 24 Stunden, aber er kann auch erst nach einigen Wochen oder Monaten eintreten. Bei etwa der Hälfte der Patienten erfolgt die Schmerzlinderung innerhalb der ersten 4 Wochen. Nach derzeitigen Erkenntnissen gelten die Erfolgaussichten dann als besonders gut, wenn im Vorfeld noch keine Behandlungen wie Thermo oder Janetta stattgefunden haben. Rückfälle innerhalb der ersten 3 Jahre treten bei ungefähr 10 % der Patienten auf. Als mögliche Nebenwirkungen sind derzeit Gefühlsstörungen im Gesicht und ein reduzierter Tränenfluss bekannt. Eine wiederholte Gamma-Knife-Therapie ist möglich, sollte allerdings frühestens 4 Monate nach der ersten Anwendung durchgeführt werden. Eine etwas abgewandelte Form der Gamma-Knife-Therapie ist das „Cyber-Knife-Verfahren".

Glyzerinrhizolyse

Als chemische Methode kommt die Glycerolinjektion in Frage, die auch als PGR oder Perkutane Glyzerin Rhizotomie bezeichnet wird. Hierbei wird dem Patienten unter örtlicher Kurznarkose der Wirkstoff Glycerol direkt in den Ganglion Gasseri eingespritzt und das umliegende schmerzende Nervengewebe geschädigt. Zwar ist die anfängliche Erfolgsquote mit 90 % als sehr hoch anzusehen, aber es kann im Laufe der Zeit zu Rückfällen kommen. Darüber hinaus kann durch dieses Verfahren die gefürchtete „Anästhesia dolorosa" auftreten.

Fazit

Welches der möglichen Verfahren letztendlich in Betracht kommt, ist von den individuellen Gegebenheiten abhängig und muss immer ausführlich mit dem behandelnden Arzt besprochen werden. Wenn es die körperliche Verfassung zulässt, wird häufig zur Operation nach Janetta (MVD) geraten. Dieser Eingriff gilt derzeit als die einzige Methode, bei der die volle Funktionstüchtigkeit des Trigeminusnervs erhalten bleibt. Bei allen anderen operativen Verfahren kommt es zu mehr oder weniger starken Schädigungen des Nervs. Allerdings ist die Methode nach Janetta im Vergleich zu den anderen die risikoreichste und aufwendigste. Während die anfängliche Erfolgsquote bei allen Verfahren relativ hoch ist, unterscheidet sich die langfristige Wirksamkeit, sodass bei einigen Eingriffen von einer hohen Rückfallwahrscheinlichkeit auszugehen ist.

Alternative Therapiemöglichkeiten

Im Allgemeinen wird eine Trigeminusneuralgie zunächst medikamentös behandelt. Wenn diese Art der Behandlung nicht in gewünschter Weise anschlägt oder untragbare Nebenwirkungen zeigt, können noch andere Behandlungsmöglichkeiten in Betracht kommen. Häufig ist es ein umfangreiches und langwieriges Ausprobieren von verschiedenen Behandlungsmethoden. Und wenn zeitweilig die eine Therapieform anschlägt, kann sich diese nach wenigen Wochen schon wieder als wirkungslos erweisen. So ist es eine ständige Suche nach dem bestmöglichen individuellen Behandlungskonzept. Betrachtet man die schulmedizinische Therapiesituation für Trigeminusneuralgie-Patienten, so lässt sich schnell feststellen, dass diese für viele Betroffene sehr unbefriedigend ist. Denn einerseits sind da nicht zu unterschätzende medikamentöse Nebenwirkungen, und andererseits steht womöglich eine Operation im Raum, vor der man Angst hat, die Risiken fürchtet und letztendlich auch keine Garantie auf eine dauerhafte Schmerzfreiheit hat.

Spätestens wenn zahlreiche schmerzlindernde Medikamente nicht den Erfolg erbracht haben, den man sich erhofft hat, gravierende Nebenwirkungen auftreten, oder eine Operation als die letzte Option angesehen wird, dann ist es oft an der Zeit, sich darüber Gedanken zu machen, ob die Naturheilkunde hilfreiche Therapiemöglichkeiten zur Verfügung hat, die möglicherweise als Ergänzung zur Schulmedizin eingesetzt werden können. Während es bei akuten Erkrankungen oder Unfällen keinerlei Zweifel daran gibt, dass schulmedizinische Eingriffe absolut notwendig sind, verhält sich dies bei chronischen Krankheiten anders. Hier kann gerade die Naturheilkunde oft sehr beeindruckende Erfolge erzielen.

Viele chronisch erkrankte Menschen, die keinen Fortschritt in der Genesung feststellen oder sogar stetige Verschlechterungen des Gesundheitszustandes erfahren, suchen irgendwann nach Alternativen. Denn einerseits möchte man die Hoffnung auf eine Verbesserung nicht aufgeben, andererseits sich aber auch nicht den Vorwurf machen müssen, dass man nicht alles versucht hat. In dieser Orientierungsphase, in der es darum geht, sich aktiv um wirksame Therapien zu bemühen, stoßen viele Patienten auf alternative Heilverfahren.

Dabei haben sie zunächst das Problem, dass sie vor einem riesigen Angebotsspektrum stehen. Denn was ist gut? Was hilft? Was ist möglicherweise schädlich? Gibt es wissenschaftliche Studien? Sind diese überhaupt erforderlich, um einen Therapieversuch zu wagen? Und lässt sich die Therapie mit den schulmedizinischen Behandlungen vereinbaren?

Auch wenn es für viele naturheilkundliche Behandlungsverfahren keine wissenschaftlich fundierten Beweise gibt, so sollte man bedenken, dass die Naturheilkunde nicht ohne Grund auch als „Erfahrungsmedizin" bezeichnet wird. Viele Methoden basieren auf alten Traditionen und Erfahrungen, die schon mehrere tausende Jahre zurückliegen. Die Schulmedizin ist im Vergleich zu diesen Verfahren eher ein junger medizinischer Zweig, entstand er doch erst im letzten Jahrhundert im Zeitalter der Industrialisierung.

Und auch wenn in der Naturheilkunde nicht immer genau wissenschaftlich erklärt werden kann, warum welche Wirkung tatsächlich eintritt, so kann man mit ihrer Hilfe dennoch oft erstaunliche Symptomverbesserungen erreichen. Und mit den richtig gewählten Präparaten ist es anhand naturheilkundlicher Substanzen oftmals möglich, die Nebenwirkungen chemischer Medikamente zu reduzieren. Bei der Trigeminusneuralgie kommt hinzu, dass sich in vielen Fällen die Attacken mithilfe einer ganzheitlichen Therapie vermeiden oder verkürzen lassen, oder dass sie weniger heftig verlaufen. Aber auch, wenn es darum geht, die Nebenwirkungen der Medikamente zu reduzieren, kann die Naturheilkunde hier sehr nützlich sein.

Ein Behandlungskonzept für die Trigeminusneuralgie sollte möglichst auf mehrere Säulen aufgebaut werden. Die naturheilkundlichen Methoden wirken dabei gemeinsam oder können sich gegenseitig ergänzen. In der Regel werden sie als flankierende Maßnahmen zu den schulmedizinischen Therapien eingesetzt. So wird ein erfahrener Therapeut ein speziell auf den Patienten abgestimmtes naturheilkundliches Konzept erarbeiten, das bei Bedarf auch die schulmedizinischen Bausteine integriert. Auch wenn die Naturheilkunde im Vergleich zur Schulmedizin sicherlich die sanftere Herangehensweise ist, so darf niemals unbedacht bleiben, dass auch diese Verfahren durchaus Nebenwirkungen mit sich bringen können, oder unerwünschte Wechselwirkungen mit anderen Präparaten möglich sind.

Außerdem gibt es leider auch immer wieder Therapieverfahren, die von zweifelhaftem Nutzen sind und nicht nur viel Geld kosten, sondern auch gefährlich sein können. Daher kann es etwas schwierig sein, die jeweils sinnvolle Methode für sich herauszufinden. Einschlägige Literatur und Erfahrungen von Mitpatienten können hier eine große Hilfe sein, um für sich ein klareres Bild zu schaffen. Fast alle Methoden der Naturheilkunde haben gemeinsam, dass sie zu langsamen Veränderungen führen. Das bedeutet, dass man sich darauf einstellen sollte, keine Schnellreaktionen zu erwarten, wie man es aus der Schulmedizin kennt nach dem Motto „Schmerztablette rein, Schmerzen weg". Die Naturheilkunde funktioniert langfristiger, aber auch langsamer, dafür ursächlicher.

Meistens ist für den Therapieerfolg auch eine gewisse Portion an Mitarbeit erforderlich, die auch schon mal unbequeme Umstellungen der Lebensführung und Gewohnheiten nötig macht. Doch mit dem ausreichenden Ehrgeiz und Durchhaltevermögen kann die Naturheilkunde in vielen Fällen ein regelrechter Segen sein. Wenn Sie zur Behandlung Ihrer Trigeminusneuralgie naturheilkundliche Methoden in Erwägung ziehen, sprechen Sie dies unbedingt mit Ihrem behandelnden Arzt ab, denn grundsätzlich sollten derartige Maßnahmen immer durch ihn begleitet werden. Ideal wäre es, wenn er sich dieser Thematik gegenüber offen zeigen würde, und noch idealer wäre es natürlich, wenn er sich gut mit diesen naturheilkundlichen Möglichkeiten auskennen würde und bereits über viel Erfahrung mit Trigeminusneuralgie-Patienten verfügt.

Vermutlich werden Sie selbst feststellen, dass die Situation diesbezüglich noch recht unbefriedigend ist, weil sich viele Ärzte (insbesondere Neurologen) nicht sehr intensiv mit dem Thema Naturheilkunde auseinandersetzen und stattdessen in der Regel immer auf ihre wissenschaftlich begründeten Behandlungskonzepte der Schulmedizin verweisen. So kann es manchmal tatsächlich sinnvoll sein, einen längeren Anfahrtsweg in Kauf zu nehmen, wenn man sich bezüglich der Naturheilkunde bei einem weiter entfernt ansässigen Therapeuten besser aufgehoben fühlt. Zusammenfassend kann zum Wohle der Patienten nur dafür plädiert werden, bei der Trigeminusneuralgie eine Kombination von herkömmlichen schulmedizinischen Therapiekonzepten in Einklang mit naturheilkundlichen Möglichkeiten anzustreben. Insbesondere wenn es um die alleinige Verabreichung von nebenwirkungsstarken Medikamenten geht, sollte dies nicht die einzige Antwort auf die Erkrankung sein. Doch anstatt diese beiden unterschiedlichen medizinischen Welten in Einklang miteinander zu bringen und nicht gegenseitig auszuschließen, kommt es leider immer wieder vor, dass Patienten verunsichert werden. Anstatt zu fragen „entweder die Schulmedizin oder Naturheilkunde" könnte in vielen Fällen die Herangehensweise „Schulmedizin plus Naturheilkunde", quasi eine „integrative Medizin"; bessere Fortschritte in der Behandlung chronischer Erkrankungen hervorbringen. Es geht ganz und gar nicht darum, die Schulmedizin durch die Naturheilkunde zu ersetzen, sondern vielmehr darum, beide Bereiche miteinander zu verbinden.

Dies spiegelt auch die Denkweise vieler chronisch erkrankter Menschen wider. Viele von ihnen gelangen nach einer längeren Phase ihrer chronischen Erkrankung an den Punkt, an dem sie allein durch die Schulmedizin keine oder kaum noch Fortschritte erkennen.

Und anstatt sich ihrem Schicksal hilflos hinzugeben, werden sie aktiv und suchen gezielt nach alternativen Möglichkeiten, um doch noch aus ihrer aussichtslos erscheinenden Situation herauszukommen. Sie wollen der Erkrankung nicht als passiver Patient ausgeliefert sein, sondern sich in Eigenregie um Behandlungsalternativen kümmern. Bei vielen Trigeminusneuralgie-Patienten, die sich aktiv an ihrem Gesünderwerden beteiligen und ihre Krankheit nicht als ein unveränderliches Schicksal betrachten, zeigen sich im Gegensatz zu inaktiven Betroffenen oft beeindruckendere Erfolge.

Zwar müssen Therapien und Präparate aus dem naturheilkundlichen Bereich meistens selbst finanziert werden, aber wenn dies mit einer verbesserten Gesundheit belohnt wird, ist man auch bereit, dies zu leisten, natürlich vorausgesetzt, man kann sich das trotz der Krankheit finanziell noch leisten. Abgesehen von diesen Überlegungen sind naturheilkundliche Behandlungsverfahren in vielen Fällen sehr willkommene Möglichkeiten, um die Erkrankung noch besser in den Griff zu bekommen.

Die nachfolgend in diesem Kapitel vorgestellten Möglichkeiten aus der Naturheilkunde decken bei weitem nicht das ganze Spektrum ab, das möglicherweise in Betracht kommt. Sicher gibt es darüber hinaus auch noch weitere sinnvolle Behandlungsmöglichkeiten.

Akupunktur

Bei der naturheilkundlichen Behandlung der Trigeminusneuralgie gehört die Akupunktur zu den bekanntesten und erfolgreichsten Methoden. Allerdings wird die Wirkung der Akupunktur auf die Trigeminusneuralgie trotz der bekannten Erfolge immer noch kontrovers diskutiert. Immerhin zählt die Weltgesundheitsorganisation (WHO) die Trigeminusneuralgie zu den 40 Indikationen, die für eine Akupunkturbehandlung in Betracht kommen. Akupunktur ist ein Therapieverfahren, das seit über 2.000 Jahren in der Traditionellen Chinesischen Medizin (TCM) angewandt wird. Sie ist also keine neumodische Erscheinung, sondern kann auf eine sehr lange Erfahrung zurückgreifen. In unserer westlichen Medizin schätzen mittlerweile sehr viele naturheilkundlich orientierte Therapeuten die Wirksamkeit der Akupunktur und wenden sie bei einer Vielzahl von Erkrankungen, wie beispielsweise der Trigeminusneuralgie, an. Auch Kopfschmerzen, Rückenleiden, Verspannungen sowie zahlreiche andere Beschwerden lassen sich damit lindern und sogar langfristig bessern. Je nach Indikation wird die Akupunktur als alleiniges Therapieverfahren oder als Begleitmaßnahme eingesetzt.

Akupunktur beruht auf der Annahme, dass Meridiane die Kanäle im Körper sind, durch die die Lebensenergie (Qi) fließt. Ist dieser Energiefluss blockiert, sodass eine Stagnation eingetreten ist, entsteht Krankheit. Da jeder Meridian mit einer Organgruppe oder einem einzelnen Organ verbunden ist, können über die Stimulierung der bestimmten Meridiane verschiedene Körperregionen erreicht werden.

Bei der Trigeminusneuralgie geht die TCM davon aus, dass eine Blockade der Lebensenergie (Qi) im Kopfbereich vorliegt, und die Stagnation des Energieflusses durch die Bildung von Plaques in der Myelinscheide entsteht. Durch das gezielte Positionieren von Nadeln entlang der Körpermeridiane werden die Schmerzimpulse beeinflusst. Allerdings dürfen während der akuten Schübe keine Triggerpunkte genadelt werden, da dies zu einer Zunahme der Schmerzintensität führen kann.

Die Akupunktur ist eine Reiz- bzw. Regulationstherapie, die anhand von 15 bis 20 Akupunkturnadeln durchgeführt wird. Es sollten immer so wenige Nadeln wie möglich gesetzt werden, aber in Einzelfällen kann eine höhere Anzahl erforderlich sein. Die Nadeln werden je nach

Beschwerdebild an den entsprechenden Meridianen leicht in die Haut gepiekst. Hierdurch werden die jeweiligen Organe in ihrer Aktivität angeregt und die Selbstheilungskräfte aktiviert. Nicht selten kommt es schon durch sehr wenige Sitzungen zu deutlichen Symptomverbesserungen. In der Regel sind dennoch mehrere Anwendungen innerhalb einiger Wochen erforderlich. Zur Erhaltung der Remission bei der Trigeminusneuralgie haben viele Patienten gute Erfahrungen gemacht, wenn sie sich einmal pro Monat mit der Akupunktur behandeln lassen. Während dieser anfallsfreien Phasen können die Akupunkturpunkte im Gegensatz zu den akuten Anfällen häufig genau nach der Schmerzlokalisation behandelt werden.

Jede Anwendung dauert etwa 30 Minuten und wird meistens in bequemer Liegeposition durchgeführt. Alternativ zur ganzkörperlichen Akupunktur wird immer häufiger die Ohrakupunktur eingesetzt. Hierbei findet die Anwendung im Sitzen statt, indem nur Akupunkturpunkte am Ohr behandelt werden. Diese Art der Akupunktur wurde von dem französischen Arzt Dr. Nogier entwickelt, als er feststellte, dass sich in den Ohren Reflexzonen befinden, die den gesamten Körper erreichen. Die moderne Medizin hat die klassische Akupunktur in einigen Punkten weiterentwickelt. So werden anhand von Laser- oder Elektroakupunkturanwendungen die Meridiane nicht durch Nadeln aktiviert, sondern durch Elektro- bzw. Laserenergie. Bei Patienten, die ein überdurchschnittlich ausgeprägtes Schmerzempfinden aufweisen, kommt mittlerweile sehr häufig die schmerzfreie Laserakupunktur anstelle der klassischen Nadel-Akupunktur zum Einsatz. Eine erhöhte Schmerzempfindlichkeit wird darauf zurückgeführt, dass viele Meridiane des Körpers blockiert sind.
Auch weiß man von Alkoholikern und rothaarigen Menschen, dass sie über ein deutlich erhöhtes Schmerzempfinden verfügen.

Akupressur

Auch die Akupressur ist eine Heilmethode der TCM. Anstatt mit Akupunkturnadeln werden die Meridiane durch eine punktuelle Druckmassage der Fingerkuppen aktiviert. Da die Akupressur ohne Geräte oder andere Hilfsmittel angewendet werden kann, ist sie in einigen Fällen eine ideale Methode für eine schmerzfreie Anwendung, die auch als Selbstbehandlung möglich ist. Hierfür wird der jeweilige Punkt mit kreisenden Bewegungen kräftig gedrückt. Mit dieser einfachen Methode kann man auch bei plötzlich auftretenden Beschwerden sofort für eine Linderung sorgen. Voraussetzung ist, dass man die jeweils notwendigen Akupressurpunkte kennt. Ist man z. B. von plötzlicher Müdigkeit betroffen, was bei der Trigeminusneuralgie bekanntermaßen aufgrund der medikamentösen Behandlung keine Seltenheit ist, kann es hilfreich sein, beide Ohrläppchen mit den Daumen und Zeigefingern zu massieren und anschließend ein paar Mal an den Ohrläppchen zu ziehen. Da es über 400 Akupressur- bzw. Akupunkturpunkte gibt, ist es unerlässlich, sich anhand entsprechender Literatur zu informieren. Trotz der Möglichkeit, Akupressur in Eigenregie anzuwenden, sollten Sie immer Rücksprache mit Ihrem Arzt halten.

In den vergangenen Jahren wurde die Akupressur in einigen Punkten verändert oder vereinfacht. So haben die inzwischen bekannten Methoden „Klopf-Akupressur" und „Thought Field Therapy" ihre Basis in der klassischen Akupressur. Auch in Form einer Massage kann die Akupressur angewendet werden. Diese erfolgt beispielsweise entlang des Rückens, um schmerzhafte Bauchkrämpfe zu lindern. In vielen Fällen lassen die Schmerzen bereits innerhalb der ersten 5 Minuten der Akupressur-Massage nach. Die Schmerzlinderung hält anschliessend zwischen 3 und 6 Stunden lang an.

Aromatherapie

Wer kennt es nicht: man fühlt sich automatisch wohler in einem duftigen Raum als in einem Zimmer mit abgestandener und womöglich verrauchter Luft. Mit angenehmen Düften lässt sich das Lebensgefühl ganz erheblich steigern, die Lust am Arbeiten steigt, wenn es der Nase gut gefällt. Düfte beleben Geist und Körper und wirken unmittelbar auf unser Gefühl. Außerdem können zahlreiche Duftstoffe therapeutisch eingesetzt werden, um die Selbstheilungskräfte zu aktivieren, das gilt auch für die Behandlung der Trigeminusneuralgie.

Die Anwendungen von ätherischen Ölen für das Wohlbefinden und die gesundheitliche Unterstützung sind keine neuen Erkenntnisse unserer Zeit, sondern schon die Ägypter haben ätherische Öle für gesundheitliche Zwecke eingesetzt. Die heute als Aromatherapie bekannte Behandlungsmethode wurde in den 1920-er Jahren von dem französischen Chemiker Dr. Rene Gattefosse entdeckt.

Dabei war es ein Zufall, dass er sich mit ätherischen Ölen beschäftigte. Durch einen Laborunfall verbrannte er sich mehrere Hautpartien, die er anschließend intuitiv mehrfach mit Lavendelöl einrieb. Die Heilung vollzog sich so überraschend schnell, dass er sich fortan mit den Wirkstoffen von ätherischen Ölen auseinandersetzte. Dabei widmete er sich besonders der Bergamotte-Essenz mit ihren antiseptischen Eigenschaften. Heute verwenden die professionellen Aromatherapie-experten ungefähr 80 verschiedene ätherische Öle. Zu den bekanntesten gehören Eukalyptus, Rosmarin, Lavendel, Zitrone, Thymian, Pfefferminz und Teebaumöl. Ätherische Öle sind Pflanzenextrakte, die einen sehr intensiven Geruch haben und leicht verdampfen.

Die Aromatherapie ist mittlerweile Bestandteil der Pflanzenheilkunde und wird von einigen ganzheitlich arbeitenden Therapeuten bei verschiedensten Befindlichkeitsstörungen eingesetzt. In Deutschland darf nur derjenige Aromatherapien durchführen, der die Erlaubnis zur Ausübung eines Heilberufes besitzt wie Ärzte und Heilpraktiker. Wenn die ätherischen Öle in Arzneimitteln enthalten sind, unterliegen sie dem Arzneimittelrecht, ansonsten sind sie frei verkäuflich und rein rechtlich für jedermann anwendbar. Eine Medikation gehört dennoch in die Hände von erfahrenen Therapeuten. Meistens dient die Aromatherapie der Unterstützung anderer Therapieverfahren und wird nur in Einzelfällen als eigenständige Behandlung eingesetzt.

Welcher Duft zur Anwendung kommt, hängt von der ganz persönlichen Stimmungslage oder dem Beschwerdebild ab. Als besonders anregend und stimmungsaufhellend gelten beispielsweise Orange, Zitrone und Bergamotte. Beruhigend und entspannend wirken Rose und Lavendel. Als krampflösend auf die Muskulatur und auf das Gewebe sowie als heilungsfördernd wirken Düfte von Rosen, Lavendel, Jasmin, Kamille und Neroliduft, der an weiche Orangenblüten erinnert. Außerdem wird häufig Thymian verwendet, weil dieser nicht nur beruhigend auf das Zentralnervensystem einwirkt. Bei der Behandlung der Trigeminusneuralgie kommen insbesondere Öle wie Lavendel, Geranium und Cajeput in Betracht.

Wie bereits erwähnt, dürfen ätherische Öle zu Therapiezwecken nur von Angehören von Heilberufen eingesetzt werden. Für den privaten Gebrauch gibt es darüber hinaus auch zahlreiche Möglichkeiten, um sich durch die Düfte positiv beeinflussen zu lassen. Sie könnten beispielsweise die Duftnoten auch zu Hause einsetzen, die Ihr Therapeut bei Ihnen verwendet. Sprechen Sie ihn darauf an, dass Sie auch zu Hause die Düfte verwenden möchten, sodass er Ihnen passende Aromen empfehlen kann. Zu Hause können Sie die Düfte zur Raumbeduftung einsetzen, indem Sie z. B. eine Duftkerze, eine Aromaöllampe, ein Duftbäumchen oder Parfüm verwenden. Oder geben Sie Ihren Lieblingsduft in eine Duftlampe oder als Badezusatz in Ihr Entspannungsbad. Wenn Sie die Düfte abends anwenden möchten, achten Sie darauf, dass sie nicht die anregenden Varianten wählen, da Sie sonst möglicherweise Einschlafprobleme bekommen. Sie können die Aromaöle auch als Massageöle anwenden. Dabei wird das ätherische Öl im Verhältnis 1 Tropfen pro 2 ml Basisöl vermischt.

Eine preisgünstige, aber sehr effektive Methode zur Raumbeduftung ist das Beträufeln von kleinen Gips- oder Keramikplättchen.
In Bastelgeschäften kann man diese Plättchen preisgünstig erwerben und unter verschiedenen Motiven auswählen.
Die unterschiedlichen Motive sind hilfreich, um die verschiedenen Duftsorten auseinander zu halten. So können Sie das Mondplättchen z. B. mit Lavendel beträufeln, den Stern mit Rosmarin und so weiter. Auch kleine Figuren aus Terracotta lassen sich mit den Ölen gut beträufeln und geben die Düfte gleichmäßig an die Raumluft ab. Wer es etwas technischer und professioneller mag, kann sich eine Raumbeduftungsanlage anschaffen, mit der das Duftöl per Zerstäuber an die Raumluft abgegeben wird. Ätherische Öle können bei Allergikern zu unerwünschten Reaktionen führen. Hier ist eine Abstimmung mit dem Therapeuten ganz wichtig. Außerdem sollte jeder darauf achten, direkten Augenkontakt mit den ätherischen Ölen zu vermeiden. Besonders Pfefferminz- und Eukalyptusöle können die Schleimhäute und somit auch die Augen sehr reizen.

Es gibt Aromaöle natürlichen Ursprungs, aber nicht zuletzt aufgrund der stetig größer werdenden Nachfrage werden immer mehr synthetisch oder halbsynthetisch hergestellt. Achten Sie beim Kauf Ihrer Duftöle auf gute Qualität, sparen Sie nicht am Preis, und verzichten Sie möglichst auf chemische Wohndüfte.

Ayurveda

Die traditionelle indische Heilkunst kann auch bei Trigeminusneuralgie helfen, allerdings im spezifischen Kontext und nach den Prinzipien des Ayurveda. Es gibt nicht nur die eine Behandlungsmethode, sondern verschiedene Therapiemöglichkeiten, die in Ayurveda-Einrichtungen oder von einem Ayurveda-Arzt bzw. -Therapeuten auch kombiniert werden können. Wichtig ist das Vertrauen in die traditionelle indische Heilkunst, die bis heute im Ursprungsland eine wissenschaftliche Lehre ist. In unseren westlichen Breiten zieht Ayurveda mehr und mehr als ergänzende alternative Heilmethode bei zahlreichen Beschwerdebildern ein, weil sie den Menschen ganzheitlich betrachtet und Zusammenhänge erschließt. Die ayurvedischen Behandlungen sind immer individuell auf den Patienten abgestimmt. Ihnen geht eine typisch ayurvedische Diagnose voraus. Ayurveda ist kein Wunderheilmittel und kann auch keine schnellen Behandlungserfolge garantieren. Vielmehr braucht der Organismus seine Zeit, denn eine wichtige These hinter der Heilmethode ist die Aktivierung der Selbstheilungskräfte.

Über Ayurveda - Grundlagen und Prinzipien

Um zu verstehen, wie und welche Behandlungen bei der Trigeminusneuralgie wirken können, braucht es einige grundlegende Informationen über die Heilmethode, die auch als „Lebensweisheit" oder „Wissen vom Leben" aus dem Sanskrit zu übersetzen ist. In der ayurvedischen Lehre finden sich drei Lebensenergien (Doshas) oder Prinzipien des Lebens, die gemeinsam alle Vorgänge im menschlichen Organismus steuern. Dies sind Vata (Wind, Luft, Äther), Pitta (Feuer und Wasser) sowie Kapha (Erde und Wasser). Vata symbolisiert die Bewegung, Pitta das Feuer bzw. den Stoffwechsel und Kapha die Struktur.

Ein harmonisches Gleichgewicht der Lebensenergien ist die Grundlage für einen gesunden Organismus. Gerät dieses Gleichgewicht aus dem Lot, kann das Fehler im Systemablauf und somit Erkrankungen physischer oder psychischer Natur hervorrufen. Nahrung, Lebensweise, Tageszeiten, Wetter, sonstige Umweltweinflüsse - alles wirkt sich auf das Gleichgewicht der Doshas aus. Bei jedem Menschen herrschen meist eine oder zwei Doshas vor, wobei die anderen weniger stark ausgeprägt sind. Daher werden die Patienten auch entsprechend der vorherrschenden Doshas eingeteilt, um die richtigen ayurvedischen Medikamente und Behandlungen auszuwählen. Zunächst wird das aktuelle Verhältnis der Doshas (Konstitution) zueinander bestimmt. Dazu nimmt der Arzt oder Therapeut eine allgemeine körperliche Untersuchung sowie Befragung vor und führt eine ayurvedische Puls-, Zungen- und Augendiagnose durch. In Indien wird das ausgeglichene Verhältnis der Doshas für den jeweiligen Patienten aus seinem astrologischen Horoskop abgeleitet. Zur Wiederherstellung der individuellen Dosha-Balance kommen verschiedene Therapieverfahren wie z. B. Pflanzenheilkunde, Ernährungstherapie, Massagen, Ölgüsse, Reinigungsverfahren zum Ausleiten schädlicher Stoffe und angesammelter Schlacken sowie psychotherapeutische Verfahren zur Anwendung. Ayurvedische Behandlungen haben auch immer das vorbeugende Ziel vor Augen. So sollen die ursächlichen Faktoren für das Ungleichgewicht der persönlichen Doshas von vorneherein durch die Behandlungsansätze vermieden werden.

Ernährung und Bewegung spielen eine zentrale Rolle im Ayurveda und stehen auch in Zusammenhang mit der Entstehung einer Trigeminusneuralgie im Sinne der indischen Heilkunst. Oftmals geraten die drei Doshas aus dem Gleichgewicht, wenn das Verdauungsfeuer, das als „Agni" bezeichnet wird, nicht richtig arbeitet. Das optimal funktionierende Verdauungsfeuer hält den Körper frei von Stoffwechselrückständen und Giftstoffen, die das System verstopfen und blockieren und somit einen Nährboden für Krankheiten und Beeinträchtigungen bilden. Die umfangreichte Reinigungskur für Körper und Geist sowie zur optimalen Ausleitung von Ama - sozusagen die Königsdisziplin im Ayurveda - ist das „Pancharkama", eine Abfolge von verschiedenen aufeinander aufbauenden Maßnahmen der Entgiftung, Entspannung, Erholung und Revitalisierung.

Wie Ayurveda die Trigeminusneuralgie einordnet

Kommen wir nun wieder zur ayurvedischen Sichtweise bzw. Erklärung für die Trigeminusneuralgie. Hier ist das natürliche Gleichgewicht der Doshas durcheinander geraten oder verloren gegangen. Schuld daran ist Ama, das nicht nur verstopfen und blockieren, sondern auch Nervenäste reizen kann. Geschieht dies bei einem der drei Äste des Drillingsnervs, so führt diese Reizung zu den Schmerzzuständen.

Außerdem bietet, nach ayurvedischer Auffassung, eine schlechte oder falsche Ernährung keine richtigen oder ausreichenden Nährstoffe, welche die schützenden Nervenscheiden (Myelinschicht) der Nervenfasern gegen den Druck, der bei einer idiopathischen Trigeminusneuralgie auf sie ausgeübt wird, robuster macht. Die geschädigte Myelinschicht begünstigt die Reizung des Nervs, was dann zu heftigen Schmerzattacken führt.

Das Gehirn wird in der ayurvedischen Lehre als „Mastiska" oder auch „Tor des Himmels" bezeichnet, wobei Aufbau und Funktionsweise nicht näher erläutert werden. Der Kopf oder „Siras" in seiner Gesamtheit gilt als wichtigstes aller Organe und wird als Ausgangspunkt aller sensorischen und motorischen Fähigkeiten und des Lebenshauchs angesehen. Er schließt das zentrale Nervensystem inklusive Hirnnerven und Sinnesorganen ein. Laut Ayurveda besteht der Körper aus insgesamt sieben Gewebeschichten, die wichtige Funktionen zum Aufbau und der Erhaltung erfüllen. Sie stehen miteinander in Beziehung und werden voneinander „genährt". Daher sind alle Gewebe aufeinander angewiesen. „Majja-Dhatu" ist die Gewebeschicht, die Nerven, Gehirn und Rückenmarksgewebe umfasst und für die Hirn- und Rückenmarksfunktionen steht.

Krankheitssymptome, die von Majja-Dhatu ausgehen, rühren von Schäden oder Beeinträchtigungen des zentralen Nervensystems her. Entsprechend den Doshas oder Lebensprinzipien ist Vata für die Funktionen des zentralen und peripheren Nervensystems und die hirnphysiologischen Aspekte elementar.

Gestörtes Vata führt zu Erkrankungen des Nervensystems und des Bewegungsapparates, da beide Systeme im Ayurveda untrennbar miteinander verbunden sind. Erkrankungen dieser Bereiche werden unter dem Oberbegriff „Vata-Vyadhi" zusammengefasst.

Die Trigeminusneuralgie bildet in der ayurvedischen Medizin eine sensorische Störung des Nervensystems ab, die mit „Ardita" benannt ist. Generell stehen bei neurologischen Erkrankungen Behandlungen von Vata (Reduzierung) und Majja-Dhatu (Stärkung, Regeneration) im Vordergrund. Ein überaktives Vata soll reduziert und das Majja-Dhatu gestärkt werden. Bei der Trigeminusneuralgie kommen einzelne gezielte Behandlungen direkt am Kopf, an Stirn oder Ohren, in Form von Ölgüssen, Massage, etc. sowie ein Behandlungskonzept, das auch Reinigung und Ausleitung mit einschließt und sehr umfassend angelegt ist, in Frage. Ayurvedische Behandlungen können als ergänzende Maßnahmen zur Schmerzlinderung und der Reduzierung von Schmerzintensität und Attackenhäufigkeit eingesetzt werden. Die gängige Medikation wird dabei beibehalten. Bei einer Besserung ist es möglich, die Medikation nach Absprache mit dem Neurologen oder Hausarzt anzupassen.

Die Kosten für Ayurveda-Behandlungen tragen die Patienten selbst, da hier keine Übernahme durch die gesetzlichen bzw. privaten Kassen möglich ist. Hier wird die traditionelle indische Heilkunst vielfach nur als Wellness-Angebot angesehen. Nachfolgend werden die wichtigsten ayurvedischen Behandlungsmethoden bei der Trigeminusneuralgie vorgestellt.

Karna Purana - Ayurvedisches Ohrbad

Bei Karna Purana wird der äußere Gehörgang mit erwärmten Ölen, ausgesuchten Fetten, Pflanzendektoten oder Pflanzenfrischsaft angefüllt und mit Watte verschlossen. Je nach Diagnose werden Öle kombiniert oder es kommen spezielle Mischungen zum Einsatz. Mitunter wird als Vorbehandlung eine lokale Ölmassage oder eine Wärmebehandlung durchgeführt.

Es werden immer beide Ohren behandelt, wobei der Therapeut bei Trigeminusschmerzen mit dem Ohr auf der „gesunden" Seite beginnt. Überschüssiges Öl fließt in der Seitenlage wieder heraus. Das Öl kann den ganzen Tag im Ohr verbleiben. Danach ruht der Behandelte noch für mindestens 20 Minuten auf dem Rücken liegend aus. Um die bestmögliche Wirkung zu erzielen, sollte sich der Patient an diesem Tag generell Ruhe gönnen. Laute Geräusche aller Art, auch Gespräche, Fernsehen, Lesen, Schreiben, Arbeiten am Computer, Stress, Kälte,

Hitze, Durchzug, Solariumbesuche sind zu vermeiden. Diese Ohrenbehandlung wird in der Regel wie eine Kur fünf bis sieben Tage hintereinander durchgeführt, wobei die Anwendung an sich ca. eine halbe Stunde Zeit in Anspruch nimmt. Zur vorbeugenden Wirkung können täglich auch wenige Tropfen Öl in den äußeren Gehörgang nach Anweisung des Therapeuten eingebracht werden. Ausgeschlossen ist Karna Purana bei Entzündungen, Abszessen, Pilzbesiedelung im äußeren Gehörgang und bei perforiertem Trommelfell. Hier sollte im Vorfeld eine Abklärung erfolgen.

Nasya Karma - Ayurvedische Nasenspülung

Hier steht die Nase im Zentrum der Anwendung. Über das Riechorgan werden je nach Ansatz verschiedene Substanzen wie pulverisierte Kräuter, Kräutersud, Öle aufgenommen, z. B. durch Einziehen oder Inhalieren. Die Nasal-Therapie wirkt sich positiv auf Beschwerden in der gesamten Kopfregion, auf die Gehirnfunktionen und das Nervensystem aus. Es finden sich mehrere Arten der Nasaltherapie, wobei sich in „ausleitende" und „nährende Verfahren" unterscheiden lässt. Die nasalen Verfahren sind auch Bestandteil einer „Pancharkama-Kur".

Im Hinblick auf die Trigeminusneuralgie sind die nährenden Anwendungen von Bedeutung, die das Vata wieder ins Gleichgewicht bringen. Dazu zählen „Brmhana Nasya" mit Ghee oder Sesamöl und Kräutern sowie „Navana Nasya" mit Kräuterabsud. In der Vorbereitung auf eine Nasal-Therapie werden Gesicht, Hals und Nacken meist mit Öl massiert und zum leichten Schwitzen angeregt. Die Behandlung erfolgt sieben Tage nacheinander und kann nach wenigen Ruhetagen erneut wiederholt werden.

Gegenanzeigen für Nasya Karma-Anwendungen sind akutes Fieber, akute Schmerzen, Verdauungsstörungen, gegenwärtige Menstruation oder Schwangerschaft. Die Behandlung darf nicht auf nüchternen Magen, aber auch nicht direkt nach einer Mahlzeit, bei Hunger oder Durst, nach dem Konsum von Alkohol oder einem Bad erfolgen. Für Kinder unter 7 Jahren und Personen über 80 Jahre kommt Nasya Karma nicht in Frage.

Shirodhara - Ayurvedischer Stirnguss

Der ayurvedische Stirnguss zählt zu den intensivsten Anwendungen, auf die der Patient bzw. sein Körper vorbereitet werden muss. Spezialisierte Therapeuten beraten auch im Vorfeld dieser Behandlung ausführlich.
Eine ayurvedische kräftigende Ganzkörpermassage (Abhyanga) geht dem Stirnguss oft unmittelbar voraus, da dieser eine blutdrucksenkende Wirkung hat. Dann müssen Körper und Geist zur Ruhe kommen. Dies geschieht durch Meditation und Entspannungsübungen. Ist das erreicht, werden ca. 2 Liter kostbare, reine Öle oder auch Gemische auf Kräuter-Milchbasis ununterbrochen über die Stirn des Patienten gegossen. Für den Stirnguss inklusive Vorbereitung und anschließender Ruhezeit vor Ort beim Therapeuten sollte man mindestens zwei Stunden Zeit einplanen. Nach der Behandlung wird ausreichend Erholungszeit mit viel Ruhe angeraten, denn der Shirodhara wirkt lange nach. Geistige wie auch körperliche Anstrengungen, Stress und Belastungssituationen sind zu vermeiden.
Nicht angewendet werden darf der Stirnguss bei Entzündungen, offenen Wunden, Erkältung mit starker Verschleimung, akutem Fieber, Verstopfung und während der Menstruation.

Shirobasti - Ayurvedischer Kopfguss

Shirobasti lässt sich mit „Kopfeinlauf" übersetzen und ist eine Therapiemethode, die nicht nur hocheffektiv auf das Gesamtbefinden wirkt, sondern auch spektakulär aussieht. Der Patient sitzt entspannt und bekommt eine spezielle hohe Lederhaube aufgesetzt, die oben geöffnet ist und an den Seiten sowie im Stirnbereich zusätzlich mit einem Tuch oder Wattestreifen abgedichtet wird. In diese Haube füllt der Therapeut nun langsam warmes Öl ein. Das Öl ist eine auf die Dosha-Störung abgestimmte Mischung, die sich aus mehreren verschiedenen wertvollen Ölen zusammensetzt. Das Öl wird nun ca. eine halbe Stunde auf dem Kopf belassen und löst einen leichten Tränenfluss aus. Der Kopfguss führt eine tiefe Entspannung herbei, lockert die Muskulatur im Schulter- und Nackenbereich. Er beruhigt das Vata Dosha, das bei einer Trigeminusneuralgie aus dem Gleichgewicht geraten ist. Shirobasti kann auch nach einem Stirnguss erfolgen, da er dessen Wirkung intensiviert.

Marma-Punkt-Massage Kopf/Gesicht

Bei dieser eigenständigen Therapieform des Ayurveda werden bestimmte Druckpunkte auf der Haut mit Öl massiert. Insgesamt finden sich am menschlichen Körper 108 Marma-Punkte. Marma bedeutet „weiche" Punkte. Davon verteilen sich allein 25 Punkte auf den Kopf und oberhalb des Halses. Die Massage der Marma-Punkte soll Energieflussblockaden lösen. In der Schmerztherapie, insbesondere bei Trigeminusneuralgie, erweist sich die Massage der Punkte am Kopf als sehr hilfreich. Behandelt werden namentlich die Punkte Adhipati, Sthapani, Pana, Shankha, Apanga, Vidhura, Nila, Manja.

Im Anschluss an die Marma-Punkt-Massage kann eine Abhyanga-Massage die Behandlung vervollständigen. Unterstützend werden oft auch innere Behandlungen mit ayurvedischen Heilpflanzen, die entzündungshemmend und nervenstärkend wirken, durchgeführt.

Mukabhyanga - Ayurvedische Gesichtsmassage

Mukabhyanga ist eine Teilmassage der Ganzkörper-Ölmassage Abhyanga, die sich auf das Gesicht konzentriert und meist auch Kopf und Nacken einbezieht. Diese Massage, die mit kühlenden Pflanzenölen durchgeführt wird, stimuliert die Nerven unter der Gesichts- und Kopfhaut, entspannt und gleicht seelische Störungen aus. Nach einem Vorgespräch mit der Auswahl des auf die Haut des Patienten abgestimmten Öls, wird das erwärmte Öl in Güssen über das Gesicht verteilt. Der Therapeut massiert abschnittsweise mit kreisenden Handgriffen beide Gesichtshälften synchron und widmet sich dabei Ohren, Stirn, Augen, Nase, Wangen, Kinn, Kopfhaut und Nacken.

Der mittige Punkt auf der Stirn, der als drittes Auge oder „Tilaka" bezeichnet wird, sowie die Augenhöhlen werden dabei intensiver, aber dennoch sanft und vorsichtig massiert. Im Nacken wendet der Masseur auch drückende Griffe an. Eine ausgiebige Mukabhyanga, die schmerzvorbeugend und auch bei depressiven Verstimmungen, an denen Patienten mit Trigeminusneuralgie nicht selten leiden, entspannend wirkt, benötigt mindestens eine Stunde Behandlungszeit.

Shirobhyanga - Ayurvedische Kopfmassage

Bei einer „Shirobhyanga" werden Kopf, Schultern und Ohren behandelt. Auch die Haare sind bei der Kopfmassage einbezogen. Wie bei der Gesichtsmassage kommen kühlende Öle zum Einsatz, z. B. Kokosöl oder speziell auf den Dosha-Typ abgestimmte Kräuter- oder Aromaöle. Bevor die eigentliche Massage beginnt, erfolgt die sanfte Lockerung der Nacken- und Schultermuskulatur durch spezielle Griff- und Massagetechniken. Dann werden die Ohrmuscheln massiert. Im Anschluss daran trägt der Masseur das geeignete Öl auf die relevanten Marmapunkte am Kopf auf und massiert es ein. Mit verschiedenen Massagebewegungen wie Streichen, zartes Drücken, Greifen, Zupfen werden der gesamte Kopfbereich (Oberkopf, Hinterkopf, Seiten), die Kopfhaut, der Nacken und die Schultern behandelt. Die wichtigen Hirnbestandteile Hypophyse und Hypothalamus werden durch die Shirobhyanga stimuliert, was auch die Hormondrüsen und Sinnesorgane positiv beeinflusst.

Niruha & Anuvasana Basti - Einlaufbehandlungen Darm

Basti heißt übersetzt Einlauf und bildet eine der wichtigsten Therapieformen im Ayurveda ab. Ebenfalls sind die Darmeinläufe auch Bestandteil einer Pancharkama-Kur. Unterscheiden lässt sich in die nährenden Einläufe „Niruha Basti" und in die reinigenden Einläufe „Anuvasana oder Matra Basti". Bei „Niruha Basti" wird ein Kräutersud, bei „Anuvasana Basti" medizinisches Öl angewendet. Zur Behandlung einer Trigeminusneuralgie werden beide Methoden gleichermaßen im Rahmen einer Kurbehandlung, entweder Pancharkarma oder eine speziell zusammengestellte Therapie, durchgeführt. In der Ayurveda-Lehre ist der Darm ein zentrales Element, seine Reinigung und Stärkung sind essentiell für Gesundheit und Wohlbefinden.

Pancharkama - Die königliche Therapie

Das Nonplusultra im Ayurveda ist das „Pancharkama", was „fünf Handlungen" bedeutet. Gemeint sind fünf Reinigungshandlungen oder Ausleitungsverfahren, um Körper und Geist intensiv von Giftstoffen und Schlacken zu befreien. Benannt sind diese Verfahren nach der Art der Ausleitung. „Virechan" steht für die Abführmaßnahmen,

„Basti" sind pflanzliche Einläufe, die den Darm reinigen und nähren, „Vaman" kennzeichnet die Ausleitung durch Erbrechen, „Nasya" bedeutet die Ausscheidung von Giften und Schleim über die Schleimhaut der Atemwege. Schließlich gehört zur traditionellen Pancharkama-Kur auch der Aderlass durch Schröpfen, der aber in den stark verkürzten Varianten der westlichen Länder nicht enthalten ist. Auch das Erbrechen findet hier meist nicht statt.

Zahlreiche verschiedene innere und äußere Anwendungen werden hier individuell, entsprechend Diagnose, Konstitution und den überwiegenden Doshas kombiniert. Diese Königskur vereint alle bedeutenden Anwendungen zur nachhaltigen Reinigung sowie entspannende, stärkende und nährende Behandlungen, die in genau festgelegter Abfolge durchgeführt werden. Dazu zählen „Abhyanga" (Ganzkörper-Ölmassage), „Garshan" (Trockenmassage), „Vishesh" (Tiefenmassage), „Shirodhara" (Stirnguss), „Basti" (Einläufe), „Nasya" (Nasenspülung), „Netra Tarpana" (Augenbehandlung). Ayurvedische Ernährung, Yoga, Meditation, psychotherapeutische Verfahren unterstützen die Intensiv-Kur. Eine Pancharkama-Kur wird ausschließlich in einer stationären Einrichtung durchgeführt, meist sind das spezialisierte Ayurveda-Kliniken, die als Privatkliniken aufgestellt sind oder Ayurveda-Wellness-Hotels. Vorbereitung, Reinigung und Wiederaufbau lauten die drei Phasen des Pancharkama.
Finden alle Phasen in einer Klinik/Einrichtung statt, ist mit einem Aufenthalt von mehreren Wochen zu rechnen, Vorbereitung und Wiederaufbau können auch zu Hause durchgeführt werden.

Psychotherapeutische Ansätze - Klangtherapie und Musiktherapie

Als ganzheitliche Heilmethode kennt das Ayurveda auch psychotherapeutische Ansätze. Nicht wenige Patienten, die unter Trigeminusschmerzen leiden, haben mit psychischen Problemen zu kämpfen, die sich durch die beeinträchtigte Lebensqualität manifestieren können. Hier setzen die psychotherapeutischen Methoden des Ayurveda einerseits zur Schmerzlinderung, andererseits auch zur kraftspendenden, ausgleichenden Therapie an. Besonders interessant sind die „Gandharva Veda Musiktherapie" und die „primordiale Klangtherapie".

Die „Gandharva Veda Musiktherapie" nutzt Geräusche aus der Natur und erschafft daraus einzigartige Melodien und Rhythmen. Diese bilden den täglichen Lauf der Natur mit den jeweiligen Tages- und Nachtzeiten ab. In der Musiktherapie werden diese Zeiten als „Praharas" bezeichnet, die sich in Sonnenaufgang, Morgen, Vormittag, Nachmittag, Sonnenuntergang, Abend, Nacht und Mitternacht gliedern. Die entsprechenden Melodien und Rhythmen werden zu den jeweiligen Tageszeiten angehört. Die Musik soll den ganzen Tag über ein Gleichgewicht in der Umgebung erzeugen. Negative Aspekte und Stress werden dadurch aus der Umgebung herausgezogen. Gleichzeitig kommt auch der biologische Rhythmus durch das bewusste Empfinden der Tages- und Nachtzeiten wieder ins Gleichgewicht. Wissenschaftliche Untersuchungen konnten die positive Wirkung auf das Wachstum von Pflanzen sowie auf die Wachstumshemmung von isolierten Tumorzellen belegen.

Die primordiale Klangtherapie basiert auf Vibrationen, die von vedischen Klängen ausgehen und somit im Sinne des Ayurveda die Materie, die auch den menschlichen Körper umfasst, strukturieren. Ausgebildete Spezialisten können diese Klänge, die auf Klangschalen oder Körpertambura erzeugt werden, gezielt einsetzen, um die intuitive Selbstheilung anzustoßen. Schmerzen transferieren sich dadurch in ein Wohlgefühl, Beeinträchtigungen der Körperfunktionen werden normalisiert.

Einsatz von ayurvedischen Heilpflanzen bei neurologischen Erkrankungen

Da Ayurveda als Individualmedizin zu verstehen ist, werden auch die angewandten Heilpflanzen entsprechend der Diagnose ausgewählt. Bei der Behandlung von Erkrankungen des Nervensystems und bei Neuralgien kommen Vata reduzierende, Majja-Dhatu stärkende und regenerierende Heilpflanzen zum Einsatz.

Dazu gehören beispielsweise Wunderbaum, Wildpfeffer, Schlafbeere, Sandmalve, Schönmalve, Juckbohne, Safran, Indische Ackerwinde oder Kalmus. Die Darreichungsformen richten sich nach dem konkreten Behandlungsplan. Denkbar sind Abkochungen, Pflanzenpresslinge, Kapseln, Tropfen, Zusatz in Dampfbädern, Inhalationen und Ölen.

Ernährung und Lebensweise bei Erkrankungen des Nervensystems

Ayurveda ist nahezu allumfassend, wenn es um die verschiedenen Ansätze zur Heilung geht. Deshalb dürfen die Punkte Ernährung und Lebensstil nicht fehlen. Gilt es die Beschwerden einer Trigeminusneuralgie zu lindern, sollten wie bei allen Erkrankungen des Nervensystems im ayurvedischen Sinne Vata reduzierende Nahrungsmittel den Vorrang haben. Das sind z. B. warme Speisen, gute Fette (Sesamöl), Milch, Mandeln, Safran. Schwer verdauliche, kalte und saure Lebensmittel sind zu meiden, ebenso Käse und Joghurt.

Ganz ohne Veränderung der eigenen, meist ungünstigen Lebensweise sind Gesundheit und Wohlbefinden in vielen Fällen nicht zu erreichen. Yoga, Meditation, Atemübungen, angemessene körperliche Belastung, ein strukturierter Lebensstil, der geregelten Abläufen folgt, fördern die mentale und körperliche Gesundheit. Zu meiden sind Stress, Kälte, ein feuchtkaltes Klima und kräftezehrende Reisen.

BIIBO74

Ein neuer Wirkstoff unter dem Forschungsnamen BIIBO74 ist 2017 bei Patienten mit Trigeminusneuralgie in den Fokus gerückt und gibt neue Hoffnung auf eine effektive Linderung der höllischen Schmerzattacken. In einer placebokontrollierten Studie konnte der Wirkstoff gute Erfolge erzielen, die in einer weiteren Studienphase erneut überprüft werden. Bisher ist die medikamentöse Therapie mit Antikonvulsiva und Antiepileptika wie Carbamazepin, Oxcarbazepin und Gabapentin noch das Mittel der ersten Wahl zur Schmerzbehandlung der Trigeminusneuralgie. Allerdings weisen diese Medikamente auch unangenehme Nebenwirkungen auf, die von den Patienten meist nur bis zu einem gewissen Grad akzeptiert werden.

Der noch in der Testphase befindliche Wirkstoff BIIBO74 könnte hier neue Zeichen setzen, da er in den bisherigen Studienphasen keine relevanten Nebenwirkungen, dafür aber einen verbesserten Wirkansatz gezeigt hat und somit eine echte Alternative zu den herkömmlichen Medikamenten und ggf. auch zu den übrigen Therapieverfahren sein könnte. Viele Patienten und Selbsthilfegruppen verfolgen gespannt die Entwicklungen. In 2018 ist die dritte Studienphase angelaufen. Bis es Ergebnisse dazu gibt, wird es aber noch einige Zeit dauern.

Natriumkanäle und das Schmerzempfinden bei einer Trigeminusneuralgie

Sowohl die gängigen Medikamente zur Behandlung der Trigeminusneuralgie als auch der Wirkstoff BIIBO74 setzen in der Wirkung auf einen sogenannten Natriumkanal an und drosseln bzw. blockieren dessen Aktivität, damit das Gehirn keine Schmerzsignale erhält.
In unserm Körper laufen verschiedene hochkomplexe, elektrochemische Vorgänge ab, die für den Laien nicht nachvollziehbar sind. So finden sich in den Zellmembranen sogenannte Ionenkanäle, über die Ionen und Transportproteine geleitet werden, um wichtige Aufgaben im Zellsystem zu erfüllen wie beispielsweise die Regulation des Säure-Basen-Haushalts, die Aufnahme und Ausscheidung von Substanzen, die osmotische Aktivität und die Erregungsleitung in Muskelzellen und Nerven. Ionenkanäle öffnen sich durch einen ausgelösten Reiz und nehmen Ionen auf, wobei je nach Kanal nur bestimmte Ionen Zugang finden. Zu diesen Ionenkanälen gehören die Natriumkanäle oder Na+-Kanäle, die spannungsaktiviert oder nicht spannungsaktiviert sein können.

Im Fokus der Trigeminusneuralgie stehen die spannungsaktivierten Natriumkanäle, die für die Erregungsleitung in Nerven und Muskelzellen mitverantwortlich sind. Es gibt neun Subtypen von spannungsaktivierten Natriumkanälen, deren wissenschaftliche Bezeichnung Nav1.1 bis Nav1.9 lautet. Schmerzsignale werden durch die Aktivierung von Natriumkanälen an das Gehirn weitergeleitet, was letztlich das eigentliche Schmerzempfinden auslöst. In schmerzleitenden Nerven findet sich häufig der Natriumkanal 1.7., dessen Aktivitätsgrad die Schmerzstärke und somit auch das Schmerzempfinden beeinflusst. Je stärker der Schmerz, umso agiler ist der Natriumkanal 1.7. Durch eine Blockade des Kanals können die schlimmen Schmerzen gestoppt werden.

Eine lokale Injektion zur Blockierung ist, aufgrund des vermuteten Nervenschadens an der Schädelbasis, nicht möglich. Deshalb kann die Aktivität nur durch eine medikamentöse Therapie gestoppt werden. Das erreichen bereits die bekannten Medikamente zur Behandlung der Trigeminusneuralgie. Allerdings hemmen sie den Natriumkanal unabhängig von seinem genauen Aktivitätsgrad. Das heißt: Ist der Natriumkanal 1.7 hochaktiv, bleibt die Wirkung gleich wie bei einer mäßigen oder schwachen Aktivität. Das führt wiederum zu belastenden Nebenwirkungen wie Müdigkeit und Konzentrationsproblemen. Der innovative Wirkstoff BIIBO74 hemmt den Natriumkanal 1.7 in Abhängigkeit vom genauen Aktivitätszustand, was eine noch präzisere Wirkung im Hinblick auf die Schmerzstärke und Verträglichkeit ermöglicht.

Phase-II-Studie zeigt hoffnungsvolle Ergebnisse mit BIIBO74

Die 2017 im Fachmagazin „The Lancet Neurology" veröffentlichten Ergebnisse einer internationalen Phase-IIa-Studie, unter Beteiligung des Zentrums für Zahnmedizin der Universität Zürich, über die Wirkung von BIIBO74, lassen Patienten hoffen. In 25 Schmerzzentren in Europa und Südafrika wurde die doppelblinde, multizentrische, placebokontrollierte, randomisierte Studie durchgeführt. Daran nahmen Patienten mit Trigeminusneuralgie im Alter zwischen 18 und 80 Jahren teil. Im Resultat wurde das Medikament mit dem Wirkstoff BIIBO74 sehr gut vertragen, was auch daran liegt, dass es den Natriumkanal 1.7 in Abhängigkeit von seinem Aktivitätszustand hemmt. Je höher die Aktivität, umso stärker wird er durch den neuen Wirkstoff gehemmt, wie die Studie aufzeigen konnte. Schmerzzustände einer Trigeminusneuralgie können auf ein erträgliches Maß und ohne belastenden Nebenwirkungen reduziert werden.

Es ist allerdings noch zu früh, um dieses Medikament auf den Markt zu bringen. Zunächst folgt eine weitere Studienphase mit einer deutlich größeren Anzahl an Probanden, die in 2018 beginnen soll [1].

[1] (Publikation: Joanna Zakrzewska, Joanne Palmer, Valerie Morisset, Gerard Giblin, Mark Obermann, Dominik Ettlin, Giorgio Cruccu, Lars Bendtsen, Mark Estacion, Dominique Derjean, Stephen Waxman, Gary Layton, Kevin Gunn, and Simon Tate.
Safety and efficacy of a Nav1.7 selective sodium channel blocker in trigeminal neuralgia: a double-blind, placebo-controlled, randomised withdrawal phase 2a trial. The Lancet Neurology, February 16, 2017. DOI: 10.1016/S1474-4422(17)30005-4 https://www.thelancet.com/journals/laneur/article/PIIS1474-4422(17)30005-4/fulltext)

Biofeedback

Biofeedback ist ein Verfahren aus der Verhaltensmedizin, das es ermöglicht, psychophysiologische Prozesse, die in der Regel unbewusst ablaufen, durch „Feedback" (also Rückmeldungen) wahrnehmbar zu machen. Diese Rückmeldungen erfolgen anhand elektronischer Sensoren, die Messungen unterschiedlicher Körperbereiche vornehmen und körperliche Reaktionen oder Symptome wie Blutdruck, Herzrate oder Muskelspannung ermitteln.

Die Messwerte der jeweiligen Körperfunktionen werden dem Patienten in Echtzeit durch visuelle bzw. akustische Signale angezeigt. Hierdurch sieht der Patient die körperlichen Reaktionen auf bestimmte körperliche Funktionen, die normalerweise unbewusst vonstattengehen, und die körperlichen Reaktionen gelangen somit ins Bewusstsein. Hierdurch wird dem Patienten ermöglicht, die entsprechenden physiologischen Vorgänge gezielt zu beeinflussen.

Wenn beispielsweise körperliche Stressfaktoren festgestellt und dem Patienten durch das Biofeedbackgerät signalisiert werden, kann er diese Faktoren bewusst beeinflussen.

Botox (Botulinumtoxin A)

Botulinumtoxin A (BTX-A) oder kurz Botox ist den meisten als Mittel gegen Gesichtsfalten bekannt. Doch das Nervengift wird auch in der Neurologie sowie in anderen medizinischen Bereichen als Heilmittel eingesetzt. Die Anwendung von Botox bei neuropathischen Schmerzen, wie sie u. a. bei einer Trigeminusneuralgie auftreten, befindet sich derzeit in der Studien- bzw. Testphase, wobei die positiven Wirkergebnisse schon jetzt die Hoffnung auf eine Alternative zur Schmerzlinderung bei Patienten wecken.

Infos über Botulinumtoxin A

Botulinumtoxin bezeichnet Stoffwechselprodukte (Proteine), sogenannte Neurotoxine, der Bakterienspezies Clostridium botulinum, von denen bisher sieben Subtypen (A-G) bekannt sind. Neurotoxine sind Nervengifte, die schon in sehr kleiner Menge Nervenzellen oder Nervengewebe bei Mensch und Tier schädigen können.

Nerven und Muskeln stehen in einer Wechselbeziehung zueinander. Muskelbewegungen werden durch Nervenimpulse in Bewegung gesetzt. Dazu schütten die entsprechenden Nerven der jeweiligen Muskeln den Transmitterstoff Acetylcholin aus. Dadurch kann sich der Muskel zusammenziehen. Botox hemmt die Ausschüttung dieser Substanz, was den Muskel bewegungsunfähig macht, also lähmt. Das kann für den Organismus lebensbedrohliche und sogar tödliche Folgen haben. Daher zählt Botox auch zu den stärksten Nervengiften überhaupt.

Vom Namen des Nervengiftes leitet sich die Wurst- oder Fleischvergiftung „Botulismus" ab. Verdorbene oder nicht fachgerecht konservierte Produkte dieser Art aber auch andere Nahrungsmittel in unsachgemäß eingekochter Form bieten dem Bakterium Clostridium botulinum einen guten Nährboden.

Er dient der Vermehrung und Ausschüttung der Neurotoxine. Betroffene leiden meist zunächst unter Lähmungen der Augenmuskulatur, der Sprech- und Schluckstörungen folgen. Handelt es sich um eine schwere Vergiftung, breitet sich die Lähmung auf die Muskulatur der inneren Organe aus, was bei Herz- und Atemmuskulatur zum Tod durch Ersticken oder Herzstillstand führt. Diese Erkrankung ist heute zum Glück, dank der ausgereiften Sterilisierungstechnik, recht selten, dennoch zeigt sie das mögliche Ausmaß des Nervengiftes.

In der Medizin ist der muskellähmende Effekt in einigen Fällen jedoch durchaus sinnvoll, insbesondere bei neurologischen Erkrankungen, wenn die Nerven falsche Impulsreize senden. Weiterhin zeigt Botulinumtoxin eine schmerzlindernde Wirkung. Der neurotoxische Subtyp Botulinumtoxin A kommt in Deutschland zur Anwendung und ist zur therapeutischen Behandlung seit etwa 30 Jahren für ausgewählte Krankheitsbilder/Beschwerden zugelassen. Er wird in kleinsten Mengen und streng kontrolliert injiziert. Die Wirkdauer hält meist über mehrere Wochen an und muss dann wiederholt werden, um den Effekt weiterzuführen.

Neben der ästhetischen Medizin (Faltenglättung) wird Botulinumtoxin A in der Neurologie zur Therapie bei Bewegungsstörungen (Dystonien) wie Lidkrampf, spasmodischer Schiefhals, oromandibuläre Dystonie und Krämpfen (Spastik), z. B. spastische Lähmung, Hemispasmus facialis, sowie bei chronischer, therapieresistenter Migräne, übermäßiger Schweißproduktion (Hyperidriose) und krankhaftem Speichelfluss (Sialorrhö) angewendet. Im orthopädischen Bereich können Tennisarm und Klumpfuß Indikationen für eine Botoxbehandlung sein. Analfissuren und Scheidenkrampf (Vaginismus) lassen sich ebenfalls mit Botulinumtoxin A behandeln. Botox dient der Symptomlinderung, kann allerdings die Ursachen nicht bekämpfen.

Nicht angewendet darf Botulinumtoxin A, trotz vorliegender Indikation, bei Patienten, die Medikamente zur Blutgerinnung einnehmen, bekannten Allergien gegen Bestandteile des Bakteriengiftes bzw. der Injektion sowie bei bestehender oder geplanter Schwangerschaft und in der Stillzeit. Ausgeschlossen ist eine Botox-Behandlung auch bei gewissen neuromuskulären Erkrankungen, darunter Amyotrophen Lateralsklerose, Lambert-Eaton-Syndrom oder Myasthenia gravis.

Gelegentlich bis selten können nach der Behandlung Nebenwirkungen wie Bluterguss, Schwellung, lokale Infektion, Muskelschwäche (bei zu starker Wirkung oder zu hoher Dosis) auftreten, die jedoch nach einiger Zeit wieder abklingen.

Wirksamkeit von Botox bei Trigeminusneuralgie

Bisher ist Botox noch nicht für die Behandlung von neuropathischen Schmerzen oder die Trigeminusneuralgie zugelassen, es finden sich jedoch bereits verschiedene internationale und erfolgreiche Studien, welche die Wirksamkeit aufzeigen konnten. Es braucht allerdings noch profundere Belege, weshalb eifrig, auch in Deutschland, weitergeforscht wird. Hier ist die Uniklinik Essen Vorreiter, die im Jahr 2018 eine weitere Studie zur Wirksamkeit von Botulinumtoxin A bei Trigeminusneuralgie durchführt. Nachfolgend werden die interessantesten Studien näher erläutert. Im Mai 2016 veröffentlichte das englische Fachmagazin Lancet Neurology Ergebnisse einer doppelblinden placebokontrollierten Studie mit 66 ausgewählten Probanden, die in zwei französischen und einer brasilianischen Schmerzambulanz durchgeführt wurde. Die Teilnehmer litten seit mindestens sechs Monaten täglich an neuropathischen Schmerzen in Hand, Unterarm, Fuß oder Knöchel.

Ursächlich für die Schmerzen waren Traumata oder Operationen. 34 der Probanden wurde Botulinumtoxin A in die schmerzende Region injiziert. Dabei kamen pro Patient 5 Einheiten zum Einsatz, die im Abstand von ca. 2 bis 5 cm unter die Haut gespritzt wurden. Die

Gesamtdosis lag bei maximal 300 Einheiten und richtete sich nach der Größe des Schmerzbereiches. Die 32 Probanden in der Placebogruppe erhielten Kochsalz-Injektionen. Nach zwölf Wochen folgte ein zweiter Durchlauf. Im vergleichenden Ergebnis mit der Placebogruppe konnten die Schmerzzustände der Patienten mit neuropathischen Schmerzen wesentlich gebessert werden. Der Schmerzgrad wurde vor und nach der Behandlung mit Punktwerten von 0 bis 10 von den Patienten angegeben, wobei 0 keinen Schmerz und 10 starken Schmerz wiedergab. Nach der wiederholten Botox-Injektion konnten die Patienten einen Rückgang der Schmerzintensität von anfänglich 6,5 auf 4,5 Punkte verzeichnen. Die zweite Botox-Gabe hatte demnach auch einen verstärkenden analgetischen Effekt, der lange anhielt. In der Placebo-Gruppe sank der Wert hingegen von 6,4 auf nur 5,8 Punkte.

Bei Patienten mit Allodynie (gesteigerte Schmerzempfindlichkeit, etwa durch zarte Berührungen, welche starken Schmerz auslösen) sowie solchen, deren Temperaturwahrnehmung nur geringfügig beeinträchtigt war und die eine gute Hautinnervation vorwiesen, konnten die besten Ergebnisse in der Schmerzreduzierung verbucht werden. Bis auf leichte Schmerzen durch die Injektion an sich gab es keine relevanten Nebenwirkungen [2].

[2] (Studie: Attal N et al.: Safety and efficacy of repeated injections of botulinum toxin A in peripheral neuropathic pain (BOTNEP): a randomised, doubleblind, placebo controlled trial. Lancet Neurol 2016; 15: 555-65 (online first) (http://www.ncbi.nlm.nih.gov/pubmed/26947719)

Schon 2013 konnte eine ägyptische Studie die Wirksamkeit von Botulinumtoxin A-Injektionen bei hartnäckigen idiopathischen Trigeminusschmerzen nachweisen. Die randomisierte, doppelblinde, placebokontrollierte Studie unter Leitung des Neurologen Hatem S. Shehata der Universität in Kairo belegte, dass eine einmalige subkutane Injektion von Botox sowohl die Schmerzintensität als auch die Anzahl der Schmerzattacken deutlich reduzieren konnte.

Bei den 20 Teilnehmern der Studie handelte es sich um Patienten mit einer idiopathischen Trigeminusneuralgie, bei denen die gängige Medikation keine zufriedenstellende Schmerzlinderung brachte. Die Botox-Therapie im Rahmen der Studie erstreckte sich über einen Zeitraum von drei Monaten, in denen die mit Botulinumtoxin A behandelten Probanden eine Verringerung der Schmerzintensität und/oder

Häufigkeit der Schmerzattacken um weniger als die Hälfte angaben. Während der Studiendauer wurden die Probanden parallel mit ihren verordneten Medikamenten weiterbehandelt. Zwei Patienten hatten bereits einen operativen Eingriff hinter sich. Zehn Patienten erhielten Botox-Injektionen in einer Konzentration von 5U/0,1 ml, die übrigen 10 wurden mit Kochsalzlösung als Placebo behandelt. In jeden Triggerpunkt wurden 5 Einheiten BTX-A oder 0,1 ml Placebo subkutan injiziert (Follow the pain-Methode). Die Zahl der Injektionspunkte lag zwischen acht und zwölf. Eine höhere Dosis erhielten Patienten, bei denen der Mandibular-Ast des Trigeminusnervs miteinbezogen war, um unästhetische Effekte zu vermeiden.

12 Wochen lang erfolgte im 14-tägigen Rhythmus die Überprüfung der Schmerzintensität (Visuelle Analog-Skala), der Anzahl an Schmerzattacken und des Medikationsbedarfs, um diese Werte stetig mit den Anfangswerten zu vergleichen. Zwischen 8,5 und 8,3 Punkte lag die Schmerzintensität vor der Behandlung mit Botox, im Verlauf der Therapie sank sie um 6,5 Punkte. Die Placebo-Gruppe zeigte hingegen nur eine Reduzierung um 0,3 Punkte. Auch die Anzahl der Schmerzattacken lag bei den Botox-Patienten deutlich geringer.

Insgesamt konnte eine gute Verträglichkeit der Injektionen verzeichnet werden. Lediglich vier Probanden wiesen eine leichte Gesichtsasymmetrie auf, die aber von selbst wieder verschwand und von den Patienten als nicht relevant im Vergleich zur Wirkung empfunden wurde. Die Verantwortlichen der interessanten Studie waren der Meinung, dass Botulinumtoxin A eine zuverlässige Therapieoption bei schweren idiopathischen Trigeminusschmerzen sein kann, gerade bei älteren und kranken Patienten, für die ein operativer Eingriff mit Narkose einen zusätzlichen Risikofaktor darstellt [3].

[3] (Studie: The Journal of Headache and Pain 2013, 14:92 doi:10.1186/1129-2377-14-92).

Acht Jahre zuvor, 2005, kamen Forscher der klinischen Neurologie an der staatlichen Universität in Parana/Brasilien zu einem ähnlichen Ergebnis, wobei es sich hier allerdings nicht um eine placebokontrollierte Studie handelte. 13 Patienten mit Trigeminusneuralgie, die ihre Medikation zu Studienbeginn reduziert oder komplett abgesetzt hatten, wiesen eine deutliche Verringerung der Schmerzintensität (von

10 auf 5 Punkte) bereits 10 Tage nach der subkutanen Injektion mit Botox auf. Nur 20 Tage später wurden keine Schmerzen mehr verzeichnet, zum Studienende ließ sich ein Anstieg der Schmerzintensität um 2 bis 3 Punkte vermerken. Nennenswerte Nebenwirkungen gab es auch hier nicht.

Das Westdeutsche Kopfschmerzzentrum der Universitätsklinik Essen fokussiert sich ebenfalls auf die Behandlung von Trigeminusneuralgie mit Botox-Injektionen und führt die Erforschung aktuell in einer klinischen Studie weiter. Hintergrund sind die neuen Erkenntnisse im Rahmen der Botox-Behandlung von Patienten mit chronischer Migräne, für die Botulinumtoxin A seit 2011 zugelassen ist. Wie Prof. Dr. H.C. Diener, Direktor der Universitätsklinik für Neurologie in Essen, mitteilte, konnten bei den behandelten Personen auch die Symptome der Trigeminusneuralgie gebessert werden. Die neue Studie will eine standardisierte medikamentöse Therapie mit Botox-Injektionen vergleichen.

Brandneue Erkenntnisse im Hinblick auf den Einsatz von Botulinumtoxin A bei neuropathischen Schmerzen wurden 2018 im amerikanischen Fachmagazin „Science Translation Medicine" veröffentlicht. Britische Forscher entwickelten zwei Wirkstoffe, welche die Schmerzweiterleitung im Rückenmark blockieren, ohne Nervenzellen zu zerstören. Bei Mäusen zeigte die Injektion in die Rückenmarksflüssigkeit eine langfristige Linderung neuropathischer Schmerzen.

Werden schmerzleitende Nervenfasern im Rückenmark zerstört, sind neuropathische Schmerzen kein Thema mehr. Dies ist durch eine intrathekale Injektion mit dem 2-Komponenten-Wirkstoff Saporin-Substanz P möglich. Die Substanz befindet sich noch in der klinischen Prüfung und wird aller Voraussicht nach, wegen der endgültigen Zerstörung der Nervenzellen, nur bei Krebspatienten im Endstadium zur Anwendung kommen können, wenn eine Zulassung erfolgt. Stephen Hunt vom University College in London und sein Team konnten zwei neue Wirkstoffe präsentieren, die Nervenzellen nicht zerstören, sondern nur blockieren, was auch bei neuropathischen Schmerzen neue Einsatzmöglichkeiten auftut. Es handelt sich um „SP-BOT" und „Derm-BOT." „SP" steht für Substanz P, Derm für Dermorphin. Beide Substanzen werden mit Botulinumtoxin A zu einem sogenannten Konjugat (2-Komponenten-Wirkstoff) verbunden. SP-BOT und DERM-BOT fungieren als Transportmolekül für Botulinumtoxin A in die Zielzelle. In der Zelle erfolgt dann die Freisetzung von Botulinumtoxin A, wodurch ein Enzym entsteht, welches auch das Protein SNAP-25 zerstört, das für die Freisetzung von Neurotransmittern durch Nervenzellen an den Synapsen verantwortlich ist. Das hat zur Folge, dass keine Weiterleitung von Schmerzreizen erfolgt. Botulinumtoxin wirkt solange, bis die Zelle neues SNAP-25 gebildet hat. Die Zelle stirbt nicht wie bei Saporin-Substanz P ab. So könnten die Wirkstoffe durchaus für Patienten mit neuropathischen Schmerzzuständen bzw. mit nicht lebensbedrohlichen Krankheiten interessant sein, wobei die Injektion in das Rückenmark nicht ohne Risiken ist.

Bislang ist noch keine klinische Studie zur effektiven und sicheren Anwendung dieser Wirkstoffe beim Menschen erfolgt oder gestartet, die Erkenntnisse beruhen auf Mäusestudien. Danach zeigen SP-BOT und Derm-BOT eine langanhaltende, schnell einsetzende Wirkung zur Linderung von entzündlichen und neuropathischen Schmerzen, ohne schwere Nebenwirkungen und Lähmungserscheinungen. Derm-BOT ist vergleichbar mit einer Opiat-Therapie. Weiterhin waren die Mäuse weniger empfindlich gegenüber mechanischen Reizen, was ein Zusatzproblem bei neuropathischen Schmerzen ist [4].

[4] (Science Translational Medicine18 Jul 2018: Vol. 10, Issue 450, eaar7384 DOI: 10.1126/scitranslmed.aar7384)

Bowen-Therapie

Die Bowen-Therapie wurde in den 1960-er Jahren von dem Australier Tom Bowen entwickelt. Unter dem Namen BOWTECH® wird das nach ihm benannte Verfahren mittlerweile in zahlreichen Praxen (z. B. Heilpraktiker) eingesetzt. Die Bowen-Therapie soll dem Körper ermöglichen, durch bestimmte Griffe (Moves) die Selbstheilungskräfte zu aktivieren. Hierfür entwickelte Tom Bowen eine genau festgelegte Reihenfolge von Griffen, die an Muskelansätzen, Bändern und Sehnen ansetzen und durch leichte Kleidung hindurch angewendet werden können. Durch die Aktivierung bestimmter Punkte werden Impulse auf das autonome Nervensystem ausgelöst, die zu strukturellen Neuorientierungen führen sollen. Darüber hinaus sollen auch Wirkungen auf der kognitiven, geistigen und emotionalen Ebene erreicht werden. Bei der Behandlung von Schmerzzuständen unterstützt die Bowen-Therapie die Schmerzlinderung.

Chinesische Kräuter

Die Traditionelle Chinesische Medizin (TCM) genießt heute auch in unserer westlichen Welt einen hohen Stellenwert, da sie für eine Vielzahl von gesundheitlichen Problemen und Erkrankungen Jahrtausende altes Wissen und entsprechende Behandlungsmethoden einsetzt. Als begleitende oder ergänzende Therapie für die Trigeminusneuralgie kommt neben der Akupunktur auch die Chinesische Arzneimitteltherapie (CAT) mit Kräutern in Frage, die ebenso wie die Akupunktur eine der fünf Hauptsäulen der Traditionellen Chinesischen Medizin ist.

Überwiegend chinesische Heilkräuter und Pflanzen sowie in geringem Anteil (10 %) Mineralien und diverse Tierprodukte bilden die Basis der Chinesischen Arzneimitteltherapie. Für die Behandlung der Trigeminusneuralgie sind besonders die chinesischen Kräuter von Bedeutung, wobei diese als Oberbegriff für Samen, Blüten, Blätter, Äste, Zweige, Stängel, Früchte, Fruchtschalen, Rinden, Wurzeln und Pilze stehen, die in verschiedenen Formen und Zubereitungen zum Einsatz kommen.

Wissenswertes über die Chinesische Arzneimitteltherapie und Kräutermedizin

In China gilt die Chinesische Arzneimitteltherapie als bedeutendes umfassendes Behandlungsverfahren bei akuten und chronischen Krankheiten. Damit nimmt die Kräutermedizin auch den größten Stellenwert innerhalb der Hauptsäulen ein. Einschränkungen hinsichtlich der Einsatzbereiche und des Alters der Patienten finden sich nicht.

Dieses Therapieverfahren wird hauptsächlich mit Kräutern und Pflanzen durchgeführt, wobei je nach Erkrankung die ausgewählten Kräuter in Kombination verwendet werden und perfekt auf das Krankheitsbild des Patienten abgestimmt sind. Eine Rezeptur kann zwischen 3 und 16 verschiedene Kräuter/Pflanzenbestandteile enthalten. Bei der Zusammenstellung der richtigen Arznei werden immer zusammenhängende Faktoren beachtet, denn der Mensch wird in der TCM ganzheitlich gesehen. Das erklärt auch, warum nicht nur eine Einzelarznei bzw. ein einziger bestimmter Wirkstoff genutzt wird, sondern eine Kombination erfolgt. Alle Kombinationen beruhen auf einem großen Wissens-, Erkenntnis- und Erfahrungsstand.

Als Darreichungsformen kommen Dekokte (Abkochungen, ähnlich Tee), konzentrierte Extrakte, Pulver oder Granulate sowie Tabletten und Kapseln in Frage, die grundsätzlich speziell für den Patienten zusammengestellt sind. Bei den Dektokten handelt es sich um Pflanzenbestandteile, mit denen ein Aufguss zubereitet wird.

Granulate und Pulver werden mit heißem Wasser angerührt, konzentrierte Extrakte nach Anweisung aufgelöst oder verdünnt. Tabletten finden sich oft als Presslinge, die mit Wasser eingenommen werden. Im Hinblick auf die verwendeten Pflanzen und/oder tierischen Bestandteile nutzt die Chinesische Arzneimitteltherapie nur ungeschützte Arten, dies wird auch streng überwacht. Beispiele für chinesische Heilkräuter und Heilpflanzen sind: Hyazinthbohne (Bai Bian Du), Alang-Alang (Bai Mao Gen), Orientalischer Lebensbaumsamen (Bai Zi Ren), Favabohne (Can Dou), Chinesische Ackerminze (Bo He), Andographis-Kraut (Chuan Xin Lian), Binsenmark (Den Xing Cao), Japanischer Kletterfarn (Hai Jin Sha), Goldfadenwurzelstock (Huang Lian), Felberich (Jin Quian Cao) und Drachenaugenfrüchte (Long Yan Rou).

Die Liste der Einsatzbereiche für die chinesische Kräutertherapie ist lang. Beispiele sind Hauterkrankungen, Magen-/Darmerkrankungen, Atemwegserkrankungen, Infektionen, Migräne, Schwindel, Tinnitus, Schlaflosigkeit, Depressionen, Durchblutungsstörungen, Nervenschmerzen und Trigeminusneuralgie. Gerade bei Trigeminusneuralgie bietet sich eine kombinierte Behandlung aus Akupunktur und chinesischen Kräutern an.

Die chinesische Kräuterheilkunde oder Arzneimitteltherapie gilt als sicheres Therapieverfahren, vorausgesetzt, es wird durch aus- und weitergebildete Therapeuten angewandt. Der versierte und erfahrene Therapeut bestimmt die Dosis nach Symptomatik, Alter und Lebensgewohnheiten und gibt genaue Anweisungen zu Zubereitung, Art, Zeitpunkt und Dauer der Einnahme. Die Behandlungsdauer ist dabei grundsätzlich von der Schwere und Art der Erkrankung abhängig, sie kann zwischen einer Woche und mehreren Monaten betragen. Der Patient wird in regelmäßigen Abständen untersucht, um die Wirksamkeit der eingesetzten Arzneimittel zur kontrollieren und ggf. anzupassen oder zu verändern.

Charakteristika und Einteilung von chinesischen Arzneimitteln

Die chinesischen Kräuter bzw. Arzneimittel werden nach Temperatur, Geschmacksrichtung, Zuordnung zum Funktionskreis, dem Leitbahnmeridian, den Organen und der Wirkrichtung eingeteilt. Bei den Temperaturen wird in warme, heiße, kalte und kühle Arzneien unterschieden. Diese Unterscheidung ist insofern wichtig, da es je nach Beschwerdebild oder Erkrankung die Arznei mit der richtigen Temperatur braucht. Wer unter einer Erkältung leidet, benötigt wärmende Arzneien, bei Schwellungen und Erhitzung sind kühlende Wirkstoffe gefragt. Bei den Geschmacksrichtungen erfolgt eine Unterteilung in süß, sauer, salzig, scharf, bitter, aromatisch, adstringierend und neutral. Die Geschmacksrichtung der Kräuterarznei ist dabei nicht auf das rein geschmackliche Empfinden beschränkt, sondern hat eine tiefergehende Bedeutung. So wirken salzige Kräuter beispielsweise trocknend, da sie Flüssigkeit entziehen. Scharfe Kräuter bewirken eine vermehrte Schweißbildung und haben eine reinigende Wirkung, da über den Schweiß Giftstoffe ausgeschieden werden. Die Geschmacksrichtungen in chinesischen Arzneimitteln können durchaus vielfältig sein, um den Wirkungskreis zu erhöhen.

Die Funktionskreise entsprechen weitestgehend den Organen wie Magen, Dickdarm, Leber, Milz, Lunge, Herz. Die Wirkrichtung gibt an, ob der Arzneistoff absenkend, anhebend, tief oder oberflächlich ist.

Am Beispiel der Chinesischen Engelwurz-Wurzel (Dang Gui), die auch in Rezepturen zur Linderung der Trigeminusneuralgie enthalten ist, soll das Einteilungsprinzip veranschaulicht werden. Die Pflanze zeigt die Geschmacksrichtungen scharf, bitter und süß, hat ein warmes Temperaturverhalten und wird dem Funktionskreis von Herz, Leber und Milz zugeordnet. Die Wirkrichtung ist anhebend. Sie stärkt und harmonisiert das Blut, hält den Blutkreislauf aufrecht, befeuchtet den Darm und mindert Schwellungen. So lässt sich für jede chinesische Heilpflanze eine Klassifizierung nach den TCM-Merkmalen vornehmen. Die Kunst besteht darin, nun die richtigen Pflanzen zusammenzustellen, die Ursache und Symptome gleichermaßen bei der Wurzel packen und Wirkung zeigen. Das können nur die ausgebildeten TCM-Spezialisten.

Die Rezepturen werden nach ihrer Wirkweise benannt, wobei die Begriffe der TCM entstammen und der konkrete Bezug sich daher nicht immer eindeutig für den Laien erschließt. Beispiele für Bezeichnungen lauten: Nässe oder Hitze beseitigende Rezepturen, Qi regulierende Rezepturen, Schleim behandelnde Rezepturen, Blut regulierende Rezepturen.

Der Bezug der verordneten chinesischen Kräuter erfolgt entweder direkt über den Therapeuten oder die Apotheke. Es sollten stets nur vertrauenswürdige Quellen für die Heilpflanzen herangezogen werden. Regelmäßige Untersuchungen und Überprüfungen des Beschwerdebilds sind wichtig, um auch unerwünschte Nebenwirkungen und Wechselwirkungen auszuschließen bzw. festzustellen, denn die gibt es bei den hochwirksamen Kräuterarzneien ebenso wie bei den Medikamenten der klassischen Schulmedizin.

Chinesische Kräuter bei Trigeminusneuralgie

Die Chinesische Kräutermedizin ist eine Individualmedizin, für die es keine pauschalen Empfehlungen geben kann. Während wir in der westlichen Welt heimische Heilkräuter wie Pfefferminze oder Salbei allgemeingültig bei Erkältungskrankheiten oder Magenproblemen anwenden können, findet sich hier kein Pendant in der Traditionellen Chinesischen Medizin. Denn einer Kräuterarznei geht immer eine Diagnose voraus, die den Menschen ganzheitlich erfasst. Daher können an dieser Stelle nur vorsichtige Aussagen, die auf Erfahrungswerten und Rezepturen der TCM beruhen, genannt werden, die aber nicht zwingend für jeden Patienten mit Trigeminusneuralgie geeignet sein müssen. Im Idealfall ist ein TCM-Therapeut oder eine TCM-Klinik der richtige Ansprechpartner für eine abgestimmte Kräutertherapie.

So kommen beispielsweise für Neuralgien, denen Herpes Zoster (Gürtelrose) zugrunde liegt, kühlende und befeuchtende Arzneien zum Einsatz. Nach Auffassung der TCM werden diese durch hitzige immunologische Prozesse verursacht. Die Post-Zoster-Neuralgie gilt als eine der Ursachen einer symptomatischen Trigeminusneuralgie und fällt unter diese Neuralgien. Eine wirksame Rezeptur kann sich aus den chinesischen Heilkräutern Chuan Xin Lian, Ban Lan Gen, Pu Gong Ying zusammensetzen. Die gelungene Therapie zeigt sich mit abklingenden Schmerzen und einer deutlichen Stärkung des Allge-

meinbefindens. Die Behandlung bei Trigeminusneuralgien konzentriert sich auf die oftmals bereits geschädigten Schleimhäute im Kopfbereich. Im Vordergrund stehen hier Arzneimittel, die Ausleitungsprozesse anstoßen und schmerzstillende Rezepturen. So finden sich beispielsweise schleimausleitende und kräftigende Rezepturen mit den Heilpflanzen Zhi Ban Xia, Gou Teng, Shi Chang Pu, Bai Zhu, Jing Zi, Du Zhong, Fu Ling, Chen Pi, Dang Gui, Gou Qi Zi, Zhi Gan Cao.
Schmerzlindernd und effektiv für die Auflösung von Blutblockaden im oberen Bereich und Stagnationen der Leberenergie zeigen sich Kräuterrezepturen mit Tao Ren, Hong Hua, Dang Gui, Chuan Xiong, Chi Shao, Sheng Di Huang, Chai Hu, Zhi Ke, Niu Xi, Jie, Zhi Gan Cao.

Das Besondere an der Chinesischen Arzneimitteltherapie ist ihr vielseitig möglicher Ansatz, sodass sie nicht nur den Schmerz an sich im Fokus hat, sondern auch die Auslöser für eine Trigeminusallergie, die bis heute noch nicht abschließend erforscht sind. Arterienverengung, Entzündungsprozesse, Grunderkrankungen wie Gehirntumore, Multiple Sklerose, Post-Zoster-Neuralgie sind ebenfalls mit chinesischen Arzneien behandelbar und wirken somit auch positiv auf die Minderung der Trigeminusneuralgie. Daher ist es keineswegs ungewöhnlich, dass sich die Rezepturen nicht alleine auf die Anwendung bei Trigeminusneuralgie beschränken.

Diagnosestellung nach den Kriterien der TCM

Um eine Therapie mit chinesischen Arzneimitteln durchführen zu können, ist zuvor eine Diagnose nach den Regeln der TCM notwendig. Das betrifft auch Patienten, bei denen beispielsweise schon eine idiopathische oder symptomatische Trigeminusneuralgie durch den Hausarzt oder Neurologen festgestellt wurde. Dazu wird eine ganzheitliche Untersuchung durchgeführt, die eine Puls- und Zungendiagnose einschließt. Die Beschwerden und Symptome werden erfasst, sowie alle relevanten Punkte des Gesamtbefindens, darunter Schlaf, Stimmung, Appetit, Verdauung, Temperaturempfinden, aufgenommen. Die Antlitz-Bewertung ist ein weiteres Kriterium, aus der sich vom Äußeren auf das Innere schließen lässt. Der Untersuchung folgt eine Analyse hinsichtlich der krankheitsauslösenden Faktoren und den betroffenen Funktionskreisen im Körper. Daran schließt sich ein Therapieansatz für die gefundenen Funktionsstörungen an und es werden individuelle

Kräuterarzneien für den Patienten zusammengestellt. Dabei werden Kräuter ausgewählt, die entsprechend ihrem Temperaturverhalten, ihrer Geschmacksrichtung, dem Bezug zum Funktionskreis und ihrer Wirkung auf das Beschwerdebild passen.

Keine Selbstmedikation

Chinesische Heilkräuter in ihren verschiedenen Darreichungsformen sind in Apotheken und im Online-Handel frei erhältlich. Dennoch wird von einer Selbstmedikation dringend abgeraten, da nur eine individuelle Medikation nach einer TCM-Diagnose den gewünschten Erfolg bringen kann und Nebenwirkungen oder Wechselwirkungen ausschließt. Ein erfahrener Therapeut weist immer darauf hin, bei welchen weiteren Beschwerden eine gewisse Kombination nicht eingenommen werden darf. Auch die Dauer der Anwendung ist hier entscheidend. Selbst wenn es verlockend klingt, dass die Chinesische Kräutermedizin wirksame Erfolge erzielt, so heißt das noch lange nicht, dass eine Einnahme ohne das grundlegende Verständnis der komplexen Zusammenhänge, die ein Laie nicht hat, erfolgen kann.
Interessierte Patienten sollten sich stets an eine TCM-Einrichtung in ihrer Stadt oder Region wenden, auch spezialisierte Therapeuten stehen vielfach mit eigenen Praxen zur Verfügung. Deutschlandweit ist das Netz der TCM mittlerweile sehr umfangreich und gut ausgebaut.

Die Kosten für Diagnostik und Analyse sowie die begleitenden und ergänzenden Maßnahmen oder Kräuterarzneien trägt der Patient in der Regel selbst. Gesetzliche Krankenkassen übernehmen mitunter die Akupunktur und in Verbindung mit Bonus- oder Zuzahlungsprogrammen auch andere TCM-Anwendungen, wobei sich die Chinesische Arzneimitteltherapie in den Zusatzprogrammen kaum findet, es sei denn, die Krankenkasse hat einen Vertrag mit einer TCM-Klinik. Bei Privatversicherten kommt es immer auf die individuellen Vertragskonditionen an, weshalb sich hier keine allgemeingültigen Aussagen treffen lassen.

Vereinbarkeit von Chinesischer Kräutermedizin und klassischen Medikamenten bei Trigeminusneuralgie

In der Alternativmedizin, zu der auch die Traditionelle Chinesische Medizin gehört, zeigen sich verschiedene, vielversprechende Ansätze, die Symptome einer Trigeminusneuralgie zu lindern und die schlagartigen Anfälle zu reduzieren. Patienten, die bereits mit Antikonvulsiva oder Antiepileptika wie Carbamazepin, Gabapentin oder Oxcarbazepin behandelt werden, sollten darüber einerseits den TCM-Therapeuten informieren, andererseits aber auch den Hausarzt über die beabsichtigte Kräutertherapie in Kenntnis setzen. Eine Kombination aus klassischer Medikation und chinesischen Kräuterarzneien ist grundsätzlich möglich. Es muss im Einzelfall aber immer abgeklärt werden, ob sich die Mittel gegenseitig beeinflussen oder die Wirkung des jeweils anderen Medikaments steigern oder herabsetzen.

Weitere Behandlungsoptionen im Rahmen der TCM bei Trigeminus-neuralgie

Die Traditionelle Chinesische Medizin vereint wie kaum eine andere Alternativmedizin so viele Ansätze zur Behandlung einer Trigeminusneuralgie. Neben Akupunktur, die sich in der Praxis bei vielen Patienten mit Trigeminusneuralgie bewährt hat, zählen dazu die Chinesische Arzneimitteltherapie und die Tuina-Massage, die im weiteren Verlauf dieses Buches beschrieben wird. Im Rahmen einer langfristigen Schmerzlinderung kann der Patient hier von perfekt abgestimmten Maßnahmen profitieren, die sich wechselseitig ergänzen.

Chiropraktik

Wenn es um den Sinn von Chiropraktik zur Behandlung der Trigeminusneuralgie geht, liefern sich Schulmediziner und Verfechter der Chiropraktik heiße Diskussionen. In der Chiropraktik wird die These vertreten, dass eine Halswirbelproblematik Auslöser für eine Trigeminusneuralgie sein kann. Diesen Zusammenhang verneint die Schulmedizin vehement. In der Praxis zeigen jedoch einige erfolgreiche Behandlungen, dass Schmerzen einer Trigeminusneuralgie tatsächlich durch Chiropraktik gebessert werden konnten. Recht hat bekanntlich, wer heilt und daher muss jeder Schmerzpatient eine individuelle Entscheidung treffen. Die folgenden Informationen sollen dabei helfen.

Allgemeine Definition Chiropraktik

Chiropraktik ist eine ganzheitliche, alternative und manuelle Heilmethode, die im Zuge einer Aus- oder Fortbildung erlernbar ist. Sie kann von Ärzten oder Heilpraktikern durchgeführt werden. Hier finden sich allerdings verschiedene Bezeichnungen, je nachdem, wer und mit welchem Ausbildungshintergrund diese Heilmethode ausübt. Heilpraktiker oder Ärzte mit Zusatzausbildung in der Chiropraktik nennen sich Chiropraktiker. Ärzte mit einer Fortbildung in Manueller Medizin/Chiropraktik können hingegen die Chirotherapie anbieten. Daneben finden sich auch noch die Chiropraktoren, die nicht mit den Chiropraktikern gleichzusetzen sind. Die Ausbildung zum Chiropraktor umfasst ein fünfjähriges Hochschulstudium der Chiropraktik oder der Medizin mit Fachrichtung Chiropraktik und ein praktisches Jahr. Diese Ausbildung ist derzeit nur an anerkannten Hochschulen im Ausland, nicht aber in Deutschland, möglich.

Während die Bezeichnung „Chirotherapie" geschützt ist, gilt das für die Bezeichnungen Chiropraktiker und Chiropraktor nicht. Gerade bei Behandlern, die sich Chiropraktoren nennen, sollte der Interessent im Vorfeld nach dem Studienabschluss fragen, um auf Nummer sicher zu gehen, denn Chiropraktoren haben u.U. einen weitaus größeren Wissens- und Erfahrungsschatz als Chiropraktiker.

Der Begriff Chiropraktik setzt sich aus den griechischen Worten „cheiro" für Hand und „praxis" für Handlung zusammen. Sinn und Zweck der Chiropraktik ist es, Funktionsstörungen am Bewegungs- und Stützapparat (Gelenke, Muskeln, Bänder, Sehnen, Bindegewebe) zu identifizieren und mit gezielten Handtechniken wie Justierung, Mobilisation (Gleittechnik), Traktion (Zugkraft), Weichteilbehandlung (Dehn- u. Entspannungstechniken), Reflextechniken zu behandeln. Im Vordergrund steht dabei die Wirbelsäule mit ihren einzelnen Abschnitten (Halswirbelsäule, Brustwirbelsäule, Lendenwirbelsäule).
Viele denken bei Chiropraktik an Maßnahmen, um Wirbel und Gelenke „einzurenken" doch das wird dem ursprünglichen Ansatz nicht gerecht. Denn diese Heilmethode berücksichtigt auch die Folgen von Funktionsstörungen auf das Nervensystem, das in Beziehung zum Rü-

ckenmark und der Wirbelsäule steht. Ein geordnetes Zusammenspiel von Muskulatur, Sehnen, Bändern und Gelenken, reibungslose Funktionsabläufe, Entlastung der betroffenen Nerven, Schmerzlinderung, mehr Beweglichkeit und Aktivierung der Selbstheilungskräfte sind die Ziele, welche die Chiropraktik verfolgt. Anwendungsgebiete sind beispielsweise: Bewegungseinschränkungen, Muskelverspannungen, Rücken-, Schulter-, Nacken- und Kopfschmerzen, Bandscheibenprobleme, Hüftgelenkprobleme, Hexenschuss, Ischias, Beschwerden an Hand-, Knie-, Fußgelenken, Schwindel, Tinnitus, Magen-u. Verdauungsprobleme. Auch in der Behandlung der Trigeminusneuralgie liegen positive Erfahrungswerte vor.

Hintergrund und Ursprung der Chiropraktik

Die Chiropraktik wie wir sie heute kennen, hat ihren Ursprung in den USA. 1896 gründete Daniel David Palmer, der bereits erfolgreich die Ausbildung in Osteopathie absolviert hatte, die „Palmer School of Chiropractic". Hintergrund war die Erkenntnis (anhand eines echten Praxisfalls), dass ein verschobener Wirbel zur Einengung von Nerven führen kann, was verschiedenste und scheinbar nicht in Zusammenhang stehende Erkrankungen hervorrufen kann. Ausschlaggebend war für Palmer das Zusammentreffen mit einem fast tauben Mann, der angab, dass die Schwerhörigkeit erst einige Zeit, nachdem er in gebückter Haltung etwas Schweres aufgehoben hatte, entstand. Palmer schlussfolgerte daraus, dass ein verschobener Wirbel auf die versorgenden Nerven drückte und somit die Schwerhörigkeit verursacht hat. Und damit hatte er Recht. Palmer brachte den verschobenen Wirbel wieder in seine natürliche Position und der Mann konnte wieder normal hören.

Die Chiropraktik im amerikanischen Ur-Ansatz geht davon aus, dass verschobene und blockierte Wirbel oder Gelenke Nerven einengen oder abdrücken, was die wichtige Informationsweiterleitung behindert und das wiederum zu Funktionsstörungen im Organismus führt. Die Verbindung von Nerven und Wirbeln konzentriert sich auf den Bereich der Wirbelsäule. Das menschliche Nervensystem lässt sich in zwei Bereiche unterteilen: Das Zentralnervensystem (ZNS) und das periphere Nervensystem. Die Nervenstrukturen von Gehirn und Rückenmark bilden das Zentralnervensystem. Alle Nervenstrukturen, die außerhalb dieser Bereiche vom Kopf bis in den Körper verlaufen, werden als „peripheres Nervensystem" bezeichnet. Das periphere Nervensystem verbindet Gehirn und Rückenmark mit den Sinnesorganen, den Organen und Muskeln im Körper. Es besteht aus 12 Hirn- und 31 Spinalnerven, die sich aufspalten und durch den gesamten Körper verlaufen. Die Hirnnerven entspringen im Gehirn und versorgen die Region des Kopfes. Zu diesen Nerven zählt auch der Trigeminusnerv. Die 31 Spinalnerven treten paarweise zwischen den Wirbelkörpern aus dem Rückenmark aus und verzweigen sich im gesamten Organismus. Das sind insgesamt 62 Wirbel, jeweils 31 auf der rechten und linken Körperseite. In jedem Bereich der Wirbelsäule treten diese Nervenstränge aus und sind jeweils für die Steuerung und Kontrolle verschiedener Organe, Gliedmaßen, Muskeln und Drüsen zuständig. Das periphere Nervensystem verbindet das Zentralnervensystem mit dem Rest des Körpers.

Gerät ein Wirbel in eine falsche Position, hat das Auswirkungen auf die Spinalnerven, die in diesem Bereich entspringen, weil der aus der Reihe geratene Wirbel z. B. auf den Spinalnerv drückt. Die Informationsweiterleitung wird dadurch gehemmt oder verfälscht, was sich auf die Funktionen, die von den jeweiligen Nervensträngen gesteuert und kontrolliert werden, auswirkt. Hier setzt die Chiropraktik an.

Da das Nervensystem ein verzweigtes Nervennetz ist, das jede Zelle, die Organe und Organsysteme steuert und kontrolliert, ist im Sinne der Chiropraktik ein Symptom nicht gleich mit der Ursache und dem Entstehungsort des Schmerzes oder der Beeinträchtigung. Verschobene oder blockierte Wirbel in den verschiedenen Abschnitten der Wirbelsäule können demnach zu Problemen im gesamten Organismus führen, die durch eine Korrektur der betroffenen Wirbel beseitigt werden. Hier findet sich eine lange Liste, welcher Wirbel bei einer Fehlstellung zu welcher Beeinträchtigung führen kann. Im Fall einer Trigeminusneuralgie ist hier der 3. Halswirbel (C3) zu nennen. Durch deutsche Therapeuten, die in den USA ausgebildet wurden, hielt die Chiropraktik auch in Deutschland Einzug. Allerdings hat sie bis heute nicht die gesellschaftliche und wissenschaftliche Anerkennung wie in Amerika. Zunehmend findet sich bei den Angeboten für die Chiropraktik der explizite Begriff „Amerikanische Chiropraktik", der sich akkurat am amerikanischen Vorbild und seinen zahlreichen Weiterentwicklungen und Neuerungen orientiert. Hier stehen nicht das Einrenken und die Symptombeseitigung, sondern eine kontrollierte, sanfte Impulsbehandlung zur Ursachenbehebung und Aktivierung der Selbstheilungskräfte im Vordergrund. Neben den klassischen manuellen Handtechniken kommen hier auch neue Techniken mit speziellen Geräten, Behandlungs-Liegen oder -Tischen zum Einsatz. Dazu gehören: KOREN Specific Technique, Aktivator-Technik, Sacro-Occipital-Technik, Drop-Table, Applied Kinesiology.

Zusammenhang zwischen Wirbelfehlstellungen und Trigeminusneuralgie

Der Trigeminusnerv gehört zu den Hirnnerven und hat vier sogenannte Hirnnervenkerne. Hirnnervenkerne sind Ur- oder Endgebiete der Hirnnerven in der grauen Hirnsubstanz. Einer davon ist der „Nucleus spinalis nervus trigemini", der sich bis in das obere Rückenmark erstreckt. Die Chiropraktik sieht hier den Zusammenhang zwischen Schmerzattacken und einem irritierten 3. Halswirbel. Die Spinalnerven, die in diesem Bereich entspringen, sind demnach für die Informationsübertragung von Zähnen, Außenohr und Trigeminusnerv zuständig. Auch eine Positionsverschiebung des ersten Halswirbelkörpers, dem sogenannten „Atlas", kann nach Ansicht der Chiropraktiker zu etlichen Beschwerden, darunter die Trigeminusneuralgie, führen, da sich hier Nervenschaltstellen befinden, die nahezu alle Nerven des Körpers beeinflussen und auch der Hirnnervenkern „Nucleus spinalis nervus trigemini" am Atlas entlang verläuft.

Laut einem Artikel im Fachmagazin der amerikanischen Organisation „Facial Pain Association", die sich intensiv mit der Trigeminusneuralgie befasst, können Erschütterungstraumen von Kopf, Nacken oder oberem Rücken zu einer veränderten Position der obersten Halswirbel führen. Der Autor des Artikels, Larry Arbeitmann, selbst Chiropraktiker, erklärt, dass nicht nur Verletzungen oder Beeinträchtigungen des Trigeminusnervs im Ursprungsgebiet oder an den Ästen ursächlich für die Schmerzen sind, sondern auch Schäden im zentralen Trigeminalsystem, das sich bis in das obere Rückenmark erstreckt, eine Trigeminusneuralgie hervorrufen können. Die (amerikanische) Chiropraktik kann hier effektiv ansetzen und bereits nach wenigen Sitzungen zur Schmerzfreiheit führen.

Im weiteren Zusammenhang mit der Chiropraktik finden sich die Begriffe „Atlastherapie“ und „Atlaskorrektur“. Die Konzepte dieser Methoden, mit denen auch eine Behandlung der Trigeminusneuralgie möglich wäre, unterscheiden sich aber deutlich von der Chiropraktik. Die Atlastherapie behandelt nicht den ersten Halswirbel, sondern die Muskulatur und Bänder am Übergang zwischen Kopf und Hals mit einer gezielten Impulstechnik, die manuell mit dem Mittelfinger oder auch mit besonderen Geräten erfolgen kann. Dieser Impuls wirkt auf die Rezeptoren in der Muskulatur, die eine Verbindung zur Hirnregion haben, er verbessert den Informationsaustausch im Nervensystem, normalisiert die Muskelspannung und die vegetativen Funktionen.

Die Atlastherapie darf nur von Ärzten mit einer Zusatzausbildung in Chiropraktik und der Weiterbildung zum Atlastherapeuten durchgeführt werden. Eine Atlaskorrektur verfolgt das gleiche Ziel und darf auch von Heilpraktikern mit den entsprechenden Zusatzqualifikationen angeboten werden, wobei hier bestimmte Massagetechniken und Druckwellenbehandlungen zur Anwendung kommen.

Wie wirksam ist die Chiropraktik?

In Bezug auf die Wirksamkeit einer chiropraktischen Behandlung bei Trigeminusneuralgie wurden bisher keine klinischen Studien veröffentlicht. In einem Artikel der „Facial Pain Association“ von Larry Arbeitmann wird jedoch eine Pilotstudie aus dem Jahr 2000 erwähnt. Bei 2 von 8 Patienten mit Trigeminusneuralgie lösten sich die Beschwerden gleich nach der ersten Wirbeljustierung in Wohlgefallen auf. Bei diesen beiden Probanden wurden auch im Verlauf der achtwöchigen Studiendauer keine neuen Schmerzattacken mehr verzeichnet. Die übrigen 6 Patienten konnten eine überdurchschnittliche Besserung der Schmerzen um ca. 70 % in den ersten vier Wochen feststellen.

Nach den Angaben des Autors zeigen sowohl seine eigenen als auch die Erfahrungen von Kollegen, dass knapp 50 von 68 Patienten mit einer Trigeminusneuralgie nach den Behandlungen schmerzfrei wurden. Bei 15 Patienten konnte eine Besserung erreicht werden, lediglich 3 Patienten reagierten nicht auf die chiropraktische Behandlung. Allgemein liegen in diesem Bereich zu wenige Erfahrungsberichte von Patienten aus Europa oder Deutschland vor. Betroffene sind skeptisch und wünschen sich mehr Information, denn das In-

teresse ist da. Chiropraktiker hingegen berichten über zahlreiche erfolgreiche Behandlungen bei Trigeminusneuralgie-Patienten.
Experten der Neurochirurgie schließen nicht aus, dass Chiropraktik bei einer ideopathischen Trigeminusneuralgie wirksam sein könnte, wobei jedoch aus Sicht der Schulmediziner hier eher die Aufmerksamkeit, die dem Patienten und seinem spezifischen Problem geschenkt wird, über die mentale Ebene zu einer Besserung der Beschwerden führen soll. Es bleibt also noch vieles offen, daher gibt es auch kein Dagegen oder Dafür, sondern nur eine individuelle Entscheidung.
Bei der Auswahl eines Chiropraktikers/Chirotherapeuten/Chiropraktors sollte man genauer hinschauen, nicht nur im Hinblick auf die vorhandene fachliche Qualifikation, sondern auch auf den Umgang mit dem Patienten. Im Vorfeld sollten Informationen über den Behandler in Erfahrung gebracht werden. Auch ein persönliches Kennenlernen ist empfehlenswert, um sich ein erstes Bild zu machen und seinem Bauchgefühl Input zu geben. Denn wie so oft im Leben kann schon der erste Eindruck wegweisend sein.

Diagnose und Vorgehensweise des Chiropraktikers

In der Chiropraktik wird eine selbstständige Diagnose durchgeführt, die sich in verschiedene Punkte gliedert. Zuerst erfolgt die Aufnahme der Kranken- oder Beschwerdegeschichte, der Patient wird ausführlich befragt. Die Untersuchung mit den Händen ist wesentlicher Bestandteil und wird als „Palpation" bezeichnet. Sie gibt Aufschluss über das Gewebe der Weichteile (Muskel, Sehnen, Bänder, Fazien, Haut), Gewebestrukturen, Gelenkstellungen, Bewegungsqualität, Abweichungen. Haltungs- und Bewegungsanalyse, spezielle Funktionstests, naturkundliche Hinweisdiagnostik zählen ebenfalls zu einer versierten Untersuchung.

Da die Chiropraktik nur funktionale Beschwerden behandelt, sind organische Ursachen bzw. entsprechende Vorerkrankungen im Rahmen der Diagnose auszuschließen. Zur Diagnosesicherung können neurologische Tests erforderlich sein. Blutuntersuchungen und Blutbilder sind u. a. bei Verdacht auf Entzündungen, Tumore, Organerkrankungen wichtig, um eine Behandlung ggf. auszuschließen.

Vorhandene Röntgenbilder sowie CT-/MRT-Aufnahmen sind vom Patienten mitzubringen und werden vom Chiropraktiker genauestens analysiert. Gerade die amerikanische Chiropraktik betrachtet solche

Aufnahmen nicht nur nach strukturellen Aspekten, sondern bezieht funktionelle Aspekte mit ein. Eine Röntgenkontrolle, für die eigens Bilder angefertigt werden, ist bei Unklarheiten angeraten.
Auf die Diagnose baut die chiropraktische Behandlung mit den entsprechenden Maßnahmen auf. Diese erstreckt sich meist über mehrere Sitzungen. Im Anschluss an eine Behandlung folgt mitunter noch Krankengymnastik, auch mit Übungen, die der Patient nach Anleitung zuhause selbst durchführen kann. Die Behandlungszeit pro Sitzung kann individuell variieren.

Gegenanzeigen und Risiken der Chiropraktik

Eine chiropraktische Behandlung ist ausgeschlossen bei frischen Verletzungen an Gelenken und Wirbelsäule sowie Osteoporose, Knochenmetastasen, Tumoren oder Kollagenosen. Sie darf ebenfalls nicht bei starken Normabweichungen der Wirbelkörper, Knochenbrüchen, Bandscheibenvorfällen und degenerativen Erkrankungen, z. B. Arthrose, angewendet werden.

Während einer Schwangerschaft und bei akut entzündlichen Prozessen muss eine Abklärung mit dem Behandler/Therapeuten erfolgen, eine Behandlung kann hier ggf. nur eingeschränkt erfolgen.

Die professionelle Chiropraktik ist normalerweise schmerzfrei. Im Hinblick auf mögliche schwerwiegende Risiken finden sich Berichte über Schlaganfälle, die durch Manipulationen an der Halswirbelsäule aufgetreten sind, weil die Gefäße in diesem Bereich durch die Maßnahme geschädigt wurden und sich Blutgerinnsel gebildet haben. Dies ist jedoch eher auf mangelnde Fähigkeiten und Fehler des ausführenden Chiropraktikers zurückzuführen. Einem erfahrenen und gut ausgebildeten Chiropraktiker darf das nicht passieren. Auch eine Vorschädigung der Wirbelarterien könnte ursächlich sein. Unsachgemäße Ausführungen können selten auch zu Gefühlsstörungen und Lähmungserscheinungen führen.

Kosten der chiropraktischen Behandlung

Im Schnitt liegen die Kosten für eine chiropraktische Sitzung zwischen 50 und 100 Euro. Chiropraktische Behandlungen gehören nicht zu den Regelleistungen der gesetzlichen Krankenkassen. Einige der Kassen erstatten jedoch im Rahmen von Bonusleistungen Kosten in

Höhe von bis zu 50 % für alternative Heilmethoden. Es kann sich lohnen, im Vorfeld bei der eigenen Krankenkasse nachzufragen. In der privaten Krankenversicherung kommt eine Kostenübernahme bzw. Kostenerstattung immer auf die individuelle Vertragsausgestaltung an, wobei Chiropraktik auch hier nicht zu den Pauschalleistungen zählt.

Cranio-Sacrale-Therapie

Weit verbreitet bei der Behandlung der Trigeminusneuralgie ist auch die „Cranio-Sacrale-Therapie". Sie basiert auf den Erkenntnissen der Osteopathie und ist eine Ganzkörperbehandlung, die den Menschen ganzheitlich betrachtet. Durch die gezielt angewendeten manuellen Techniken wird der Körper auf verschiedenen Ebenen revitalisiert, das Immun- und Nervensystem, sowie der Bewegungsapparat werden gestärkt. Die Handgriffe erfolgen hauptsächlich im Bereich des Schädels und des Kreuzbeines. Ziel des Therapeuten ist es, mögliche Blockaden, die durch einen gestörten Fluss von Gehirn- und Rückenmarksflüssigkeit entstanden sind, aufzulösen. Hierdurch sollen der Energiefluss verbessert und die Selbstheilungskräfte angeregt werden. Das Zentrale Nervensystem wird dabei gestärkt und der allgemeine Gesundheitszustand kann verbessert werden. Auch Stress, der schon seit längerer Zeit anhält, ist so leichter abzubauen.

Feldenkraismethode

Die Feldenkraismethode hat schon diversen Trigeminusneuralgie-Patienten zu einer verbesserten Lebensqualität verholfen. Die Symptomverbesserungen werden durch eine bewußtere Selbstwahrnehmung von passiv und aktiv durchgeführten Bewegungen erreicht. Die Feldenkraismethode beruht auf den Erkenntnissen des Entwicklers Moshé Feldenkrais, nach dessen Theorie es möglich sein soll, Erkrankungen zu verhindern, wenn man sich falsche Körperhaltungen bewusst macht und diese durch Umlernen neu programmiert.

Hochtontherapie

Befasst man sich intensiver mit der Hochtontherapie, so kann man sie fast als einen der neuen Hoffnungsträger für Trigeminusneuralgie-Patienten betrachten. Denn sie erweist sich gegenüber vielen anderen physikalischen Verfahren nicht nur als besonders wirksam, sondern scheint auch gegenüber medikamentösen Therapien vielfache Vorzüge zu haben. So soll die Hochtontherapie keine Nebenwirkungen hervorrufen und den Körper bei der Wiederherstellung natürlicher Prozesse unterstützen. Besonders geeignet erscheint die Hochtontherapie für Patienten mit chronischen Schmerzen, wie sie auch bei der Trigeminusneuralgie auftreten.

Von der ebenfalls durch Nervenschädigungen ausgelösten Polyneuropathie sind mittlerweile beeindruckende Ergebnisse bekannt, die durch wissenschaftliche Studien belegt werden konnten. Für die Trigeminusneuralgie liegen derartige Studien nach heutigem Wissensstand noch nicht vor, aber zahlreiche Erfahrungsberichte machen auch hier viel Hoffnung auf eine neue nebenwirkungsarme Behandlungsmöglichkeit für Trigeminusneuralgie-Patienten. So konnten viele behandelte Patienten nicht nur Lebenskraft zurückerlangen, sondern ihre Lebensqualität verbesserte sich in einigen Fällen ebenfalls signifikant.

Wie funktioniert die Hochtontherapie, und wie ist sie anzuwenden?

Die Hochtontherapie ist ein innovatives Verfahren, das als eine Weiterentwicklung der Elektrotherapie gilt. Im Vergleich zur Elektrotherapie kommen bei der Hochtontherapie höhere Frequenzen zum Einsatz und liegen zwischen 4.000 und 32.000 Hertz. Stromintensität und Frequenz werden gleichzeitig moduliert. Durch die optimale Wechselwirkung von Intensität und Frequenz wird eine therapeutische Wirksamkeit erzielt, indem der komplette Körper in das Schwingungsfeld involviert wird. Die Hochtontherapie wirkt primär auf den Stoffwechsel der Zellen ein, um diesen durch bestimmte Schwingungen der Zellstrukturen zu normalisieren. Um die Zellen zu aktivieren und den Körper zu vitalisieren, wird dem Körper Energie zugeführt. Die Therapieanwendung und Übertragung der hohen Töne erfolgt mithilfe von Elektroden, die an verschiedenen Körperstellen und den Armen und Beinen befestigt werden.

Auch wenn die Hochtontherapie wie ein Hoffnungsträger wirkt, so bleibt für viele Betroffene dennoch ein Wermutstropfen: Bislang fällt diese Therapie noch nicht unter die Leistungen der gesetzlichen Krankenkasse, sodass die Behandlung selbst bezahlt werden muss.

Je nach Anbieter kostet eine 30-minütige Behandlung ca. 20,- €, also im Vergleich zu vielen anderen Therapien ein recht überschaubarer Rahmen. Zur Testung ist es häufig auch möglich, gegen Gebühr ein Gerät für zwei Wochen mit nach Hause zu nehmen und anzuwenden. Darüber hinaus gibt es auch Patientengeräte, die man für den dauerhaften Gebrauch zu Hause erwerben kann. So kann der Betroffene regelmäßig selbst diese Therapie anwenden, und kann dies in seinen Alltag gut integrieren.

Hypnose

Die Hypnose wird als Möglichkeit zur Behandlung der Trigeminusneuralgie kontrovers diskutiert. Während einige Therapeuten auf die hohe Schmerzintensivität der Trigeminusneuralgie hinweisen, die zu einer starken Einschränkung der Konzentrationsfähigkeit führt und eine Hypnoseanwendung erschweren kann, sehen andere Behandler die Hypnose als durchaus sinnvoll und sehr effektiv an.

Die Befürworter verweisen nicht unbegründet auf die lange Tradition der Hypnose. Denn sie wird nicht nur seit fast 4.000 Jahren angewendet, sondern leistete schon lange Zeit insbesondere bei der Schmerzbehandlung bzw. –verhinderung große Dienste, indem man sie als eine Art Narkosemittel einsetzte, bevor das Chloroform als erstes Narkotikum überhaupt bekannt war. Heutzutage wird die Hypnose von entsprechend ausgebildeten Zahnärzten bei Patienten genutzt, die sich keiner medikamentösen Betäubung aussetzen möchten oder können (z. B. aufgrund von allergischen Reaktionen).

Die Hypnose wirkt in mehrfacher Hinsicht, wie man aufgrund heutiger Erkenntnisse und durch den Einsatz von bildgebenden Verfahren feststellen konnte. So können durch die Hypnose nicht nur die Selbstheilungskräfte aktiviert, sondern auch eine dauerhafte Hemmung der schmerzverarbeitenden Neuronen erreicht werden. Das bedeutet, dass die Missempfindungen – sprich Schmerzsignale – nicht mehr ins Bewusstsein gelangen.

Letztendlich kann die Hypnose zu einer Reduzierung der benötigten Analgetika und Anxiolytika führen. Aber auch eine Verminderung der Schmerzen und mitunter auch eine völlige Schmerzfreiheit können erreicht werden.

Magnetfeldtherapie

Wie zahlreiche andere Naturheilkundeverfahren, so hat auch die Magnetfeldtherapie in der Behandlung von Krankheiten eine lange Tradition. Die Chinesen nutzten sie schon vor 2.000 Jahren, die alten Ägypter und auch Hippokrates verwendeten magnetische Steine, um die Gesundheit zu unterstützen. Und auch Prof. Werner Heisenberg, Physiker und Philosoph, sowie Nobelpreisträger der Physik war seinerzeit von der Wichtigkeit der magnetischen Kraft überzeugt: „Die magnetische Energie ist die elementare Energie, von der das gesamte Leben des Organismus abhängt".
In der heutigen Zeit werden mithilfe spezieller Geräte (z. B. Magnetfeldmatten) magnetische Felder erzeugt und zur Behandlung zahlreicher Erkrankungen, wie unter anderem zur Schmerzlinderung, eingesetzt.

Die Magnetfelder durchdringen alle Körpergewebe, sodass auch tief liegende Gewebe wie Knorpel und Knochen erreicht werden können. Der Wirkmechanismus wird darauf zurückgeführt, dass durch eine vermehrte Durchblutung die Versorgung des Gewebes mit Sauerstoff verbessert wird. Hierdurch kann ein Sauerstoffmangel, der zu einem Energiemangel in den Zellen führt, reduziert werden, und anfallende Stoffwechselprodukte können besser entsorgt werden. Darüber hinaus soll eine optimalere Energie- und Nährstoffversorgung der Körperzellen erreicht werden. Hierdurch kommt es zu einer gesteigerten Leistungsfähigkeit der Zellen, Organe und des Gewebes, sodass letztendlich der gesamte Organismus gestärkt wird.

Die Magnetfeldtherapie gilt als sehr gut verträglich und nebenwirkungsarm, aber sie wird nicht angewendet, wenn elektronische Geräte (Herzschrittmacher, Insulinpumpe) vorhanden sind. Darüber hinaus sollten auch Schwangere, Tumorpatienten und Personen mit einer akuten Infektion (viral oder bakteriell) auf Magnetfeldbehandlungen verzichten.

Manuelle Therapien

Manuelle Therapien werden von Physiotherapeuten und Osteopathen durchgeführt. Es gibt hier zahlreiche Therapieansätze, die zum Einsatz kommen können. Dabei steht die gründliche Voruntersuchung an erster Stelle, um die geeignete Methode zu finden. Hauptrichtungen in der manuellen Therapie sind die Chiropraktik und Chirotherapie, die Cranio-Sacrale Therapie, die Dorntherapie oder die Osteopathie. Aber auch Massagen und die Lymphdrainage werden angewendet. Unter den manuellen Therapien gibt es einige, die durch den Arzt verordnet werden können. Bei sehr speziellen Verfahren und neuen Techniken kann es jedoch sein, dass ein Teil der Behandlung oder unter Umständen die ganze Therapie vom Patienten selbst getragen werden muss.

Manuelle Therapien können sehr vielseitig in der Praxis zum Einsatz kommen. So ist auch die klassische Massage eine Möglichkeit, um Verspannungen, gerade im Bereich der Halswirbelsäule, zu lösen und Schmerzen zu lindern. Der Druck auf die Nerven wird genommen und die Schmerzleitung gestoppt. Hier ist besonders die manuelle Lymphdrainage zu erwähnen, mit der auch gute Erfolge bei der Trigeminusneuralgie erzielt werden. Diese spezielle Massagetechnik wird entlang der Lymphbahnen ausgeführt.

Die Fußreflexzonenmassage hat ebenfalls ein großes Anwendungsspektrum. Hier werden bestimmte Punkte am Fuß durch eine sanfte Massage stimuliert, die dann ihre Wirkung auf unterschiedliche Körperregionen ausübt. Auch das Zentrale Nervensystem profitiert von dieser Massage. Der harmonische Fluss der Energien wird gefördert. Der Schlingentisch ist eine Möglichkeit, Beschwerden an der Halswirbelsäule zu lindern. Der Körper oder die schmerzenden Körperteile werden in Schlingen gehängt. Durch die Aufhebung der Schwerkraft wird die Wirbelsäule entlastet.

Die Dorn-Therapie beschäftigt sich mit verrutschten Gelenken und verschobenen Wirbeln. Gerade im Bereich der Halswirbelsäule sind hier auch bei Menschen, die an der Trigeminusneuralgie leiden, Schmerzen vorhanden. Durch manuelle Techniken und Daumendruck wird der ursprüngliche Zustand wieder hergestellt.

Es gibt mittlerweile eine Vielzahl von alternativen Therapien, die sich auch in unterschiedlichen Abwandlungen der manuellen Therapie zeigen. Diese sind zum Teil sehr spezifisch und werden nur von wenigen Therapeuten oder Heilpraktikern angeboten.

Myroflextherapie

Die Myroflextherapie (griechisch mỹs = Muskel) wurde seit 1987 von dem Arzt Dr. Kurt Mosetter aus Konstanz entwickelt. Dabei hat Dr. Mosetter viele Aspekte und Erkenntnisse aus Anatomie, Biomechanik, Physik, Neurologie, Psychologie und Orthopädie, sowie Erfahrungen, die er während seiner lehrreichen Asienreisen gesammelt hat, herangezogen, um eine Therapie für verspannte Muskeln zu erarbeiten. Das Ergebnis, das heute unter dem Namen „Myroflextherapie" bekannt ist, wurde somit eine Kombination aus westlicher und fernöstlicher Medizin. Die Myroflextherapie kann man sich ähnlich wie die Akupunktur vorstellen, die auch gezielte Punkte im Körper anspricht. Nur werden bei der Myroflextherapie keine Nadeln, sondern die Hände des Therapeuten an den jeweiligen Druckpunkten eingesetzt.

Die Myroflextherapie versteht sich im klassischen Sinne als Regulationstherapie, bei der der Therapeut durch die manuelle Behandlung Reize am Körper des Patienten auslöst. Diese Reize sollen die Selbstheilungskräfte des Körpers aktivieren, indem sie Impulse an das Zentrale Nervensystem senden, und danach eine Art „Umprogrammierung" erfolgen kann. Indem die Regulation in die Spannung im Muskelsystem eingreift, soll eine Entlastung von Gelenken und Weichteilstrukturen erreicht werden. Ziel ist es, durch die wieder hergestellte funktionstüchtige Anatomie vielfältige Symptome zu reduzieren, die auf chronische Fehlbelastungen und muskelbezogene symmetrische Störungen zurückzuführen sind.

Die Einsatzmöglichkeiten der Therapie sind äußerst vielfältig, sodass nicht nur verschiedene Störungen des Bewegungsapparates wie z. B. Arthrosen, Schulterprobleme, Bandscheibenvorfälle und Halswirbelsäulen-Traumata behandelt werden können, sondern auch neurologische Störungen und Organstörungen. Um den Wirkmechanismus der Myroflex-Therapie bei der Trigeminusneuralgie genauer nachvollziehen zu können, muss man den Zusammenhang zwischen Trigeminusnerv und der Halswirbelsäule genauer betrachten.

Wenn der Trigeminusnerv entzündet ist, kann sich dies über all seine Äste auswirken und neben den Schmerzen im Gesicht auch Beschwerden im Kopf und der Halswirbelsäule hervorrufen. Die Halswirbelsäule ist der obere Startpunkt des Nervs und daher nicht außer Acht zu lassen. Gerade Fehlhaltungen führen zu Verspannungen im Bereich der Halswirbelsäule. Diese Verspannungen können auch Reizungen für den Trigeminusnerv darstellen und somit Schmerzattacken begünstigen. Die Myroflex-Therapie setzt hier an. Ziel ist es, die Verspannungen im Bereich der Halswirbelsäule zu lösen. Dies geschieht durch das Massieren von bestimmten Druckpunkten. Diese Druckpunkte können sich auch im Gesicht und an den Ohren befinden. Durch die sehr sanfte Stimulation werden gezielt Knoten gelöst, was nicht nur Muskeln, Bänder und Sehnen, sondern auch die Nerven entlastet. Der ständige Schmerzreiz, der durch die Verspannungen gesendet wird, verschwindet nach und nach. Die Myroflex-Behandlung ist keine einmalige Angelegenheit. Meistens wird eine Reihe von Sitzungen mit dem Patienten vereinbart. Eine Sitzung kann bis zu 45 Minuten dauern. Zahlreiche Praxen bieten inzwischen die Myroflex-Therapie an.

Neuraltherapie

Die „Neuraltherapie nach Huneke" ist ein seit vielen Jahrzehnten bewährtes Verfahren der Naturheilkunde, mit dem es möglich ist, regulierend auf das Nervensystem einzuwirken. Insbesondere bei der Behandlung von chronischen Schmerzzuständen wie der Trigeminusneuralgie wird die Neuraltherapie häufig erfolgreich eingesetzt. Der Wirkmechanismus der Neuraltherapie basiert auf der Tatsache, dass der ganze Körper von einem Netz von Nerven in Form von Nervenbahnen durchzogen ist. Durch diese Vernetzung werden alle Zellen und eine stetige Spannung erreicht, sodass nicht nur Reize verarbeitet werden, sondern auch ein ständiger Informationsaustausch erfolgt.

Durch örtliche Störungen wie beispielsweise Narben, Verletzungen, Entzündungen oder ein vereiterter Zahn kann es zu Spannungsveränderungen im inneren Nervennetz kommen. Diese energetischen Störfelder reizen die umgebenden Nerven und führen nicht selten dazu, dass sie sich auch an entfernteren Stellen bemerkbar machen. Dieser Mechanismus wird darauf zurückgeführt, dass die Störfelder elektrische Impulse in das Nervensystem senden, worauf der Körper mit verschiedenen Schmerzzuständen reagieren kann. Bei der Neuraltherapie geht es darum, die über das vegetative Nervensystem vermittelten Störfelder aufzudecken und diese zu beseitigen. Durch diese Entstörung soll die Energie wieder fließen und die Selbstheilung in Gang gesetzt werden. Um dies zu erreichen, werden Injektionen mit Lokalanästhetika (Procain-Injektionen) verabreicht, die die Nerven anregen sollen, das Störfeld auszuschalten, sodass die Selbstheilungsmechanismen wieder aktiv werden können und Schmerzen nachlassen. Ob die Wirkung vom Procain herrührt oder durch den mechanischen Reiz des Nadeleinstichs eintritt, scheint noch nicht eindeutig geklärt.

Die Neuraltherapie wird bei zahlreichen Krankheiten eingesetzt und erfolgt oftmals in Kombination mit anderen naturheilkundlichen Verfahren. Je nach Indikation und Ausprägung der Erkrankung werden bis zu 10 Anwendungen durchgeführt. Auch wenn die Neuraltherapie als ein vergleichsweise nebenwirkungsarmes Verfahren gilt, kann es in Einzelfällen dennoch zu Nebenwirkungen kommen. Diese sind in der Regel auf Unverträglichkeiten auf das verwendete Betäubungsmittel zurückzuführen, aber auch tiefere Einstiche können zu unerwünschten Zwischenfällen führen. Darüber hinaus sprechen die Einnahme von blutgerinnungshemmenden Medikamenten, Bluthochdruck, schwere Infektionskrankheiten oder Herzerkrankungen gegen den Einsatz der Neuraltherapie.

Osteopathie

Die Osteopathie geht davon aus, dass sich Gesundheit oder Krankheit in der Gesamtheit von Muskeln und Skelett widerspiegeln. Dementsprechend sucht der behandelnde Therapeut nach möglichen Störungen in diesem System. Die Osteopathie zielt darauf ab, diese Funktionsstörungen durch manuelle Techniken festzustellen und zu beseitigen. Auch die Selbstheilungskräfte sollen so mobilisiert werden. Eine osteopathische Behandlung ist eine ganzheitliche manuelle Therapie, bei der keine Präparate verordnet werden. Die Hände sind das einzige Instrument des Therapeuten.
Durch gezielte Handgriffe können Funktions- und Mobilitätsstörungen des Körpers aufgedeckt und entsprechend behandelt werden, sodass der Körper durch das Auflösen von Blockaden und Verspannungen

wieder in sein Gleichgewicht zurückfinden kann. Osteopathische Techniken können die Trigeminusneuralgie in der Regel zwar nicht heilen, aber sie können die Erkrankung auf verschiedene Art und Weise günstig beeinflussen und andere therapeutische Verfahren begleiten. Insbesondere wenn die Trigeminusneuralgie aufgrund einer Störung im oberen Halswirbelbereich entstanden ist, kann sich die Osteopathie positiv auswirken.

Phytotherapie

Hinter der Bezeichnung „Phytotherapie" verbergen sich mehr als 30.000 unterschiedliche pflanzliche Substanzen. Die Verwendung von pflanzlichen Substanzen zu medizinischen Zwecken zählt zu den ältesten bekannten Therapieformen der Menschheit. Verschiedene Methoden der Volksmedizin basieren auf den Erfahrungen dieser Kräuterheilkunde wie u. a. die Traditionelle Chinesische Medizin (TCM), die ayurvedische Medizin und die Klosterheilkunde.

Vielfach ist die Tatsache nicht bekannt, dass auch viele Präparate der klassischen Pharmaindustrie auf der Nutzung von Pflanzen basieren. Dabei verwenden die Hersteller als Produktionsbasis ganze Bestandteile oder Auszüge für die Entwicklung ihrer Medikamente.

Oftmals dienen die pflanzlichen Bestandteile auch als Basis, um gleichwertige Wirkstoffe auf synthetischem Wege herzustellen.

Der Vorteil dieser Methode wird damit erklärt, dass sich durch die synthetische Herstellung genaue Dosierungen festlegen lassen, während es bei natürlich vorkommenden Wirkstoffen immer zu Schwankungen kommt. Nachvollziehbar sind aber auch Erklärungen, die davon ausgehen, dass durch die synthetische Herstellung in Verbindung mit patentierbaren Präparaten die Wirtschaftlichkeit eine wichtige Rolle spielen könnte. Häufig wird angenommen, dass pflanzliche Mittel ohne jegliche Nebenwirkungen angewendet werden können und sich in jedem Fall zur zeitlich unbefristeten Selbstmedikation eignen würden. Leider können jedoch auch Phytotherapeutika zu unerwünschten Nebenwirkungen führen, wenn auch in der Regel in deutlich abgeschwächter Form im Vergleich zu synthetischen Medikamenten. Dies gilt beispielsweise dann, wenn diese zu leichtfertig verwendet werden oder eine Gefahr von Wechselwirkungen mit anderen Medikamenten besteht. Daher ist eine Rücksprache mit dem behandelnden Arzt, auch bei der Einnahme von frei verkäuflichen Präparaten, immer anzuraten. Die Eigenschaften der Phytotherapeutika sind äußerst vielfältig, sodass man auch bei der Trigeminusneuralgie nicht ein spezielles Präparat gleichsam für alle Patienten empfehlen kann. Für die Auswahl der Präparate muss die Gesamtsituation des Patienten berücksichtigt und hinterfragt werden. Welches Ziel soll mit der Therapie erreicht werden? Ist es beispielsweise wichtig, Schmerzen zu lindern, Schlafstörungen zu reduzieren, ein spezielles Organ zu unterstützen oder die medikamentös bedingten Nebenwirkungen abzuschwächen?

In der Literatur werden diverse pflanzliche Substanzen diskutiert, die sich positiv bei der Trigeminusneuralgie auswirken wie beispielsweise Lavendel, Johanniskraut, Mädesüss, Kamille, Capsaicin, Sternanis oder Holunder. Die Kräuter eignen sich zur inneren und äußeren Anwendung und können beispielsweise als Tee, Fertigarznei, Umschlag, Salbe oder Spülung eingesetzt werden.

Capsaicin

Dieses pflanzliche Arzneimittel wird aus dem Spanischen Pfeffer und Cayennepfeffer gewonnen und in Form von Salben zur äußerlichen Anwendung eingesetzt. Der Wirkmechanismus des Capsaicins wird darauf zurückgeführt, dass es die Weiterleitung der Schmerzsignale von den Schmerzrezeptoren der Haut verhindern soll. Neben der lokalen Schmerzstillung wirkt es durchblutungsfördernd, sodass sich ein oberflächliches Wärmegefühl entwickelt. Traditionell wird Capsaicin in Rheumasalben und ABC-Pflastern verwendet und kann nicht nur zur Symptomlinderung von rheumatischer Arthritis, Gelenkschmerzen und Multipler Sklerose eingesetzt werden, sondern auch bei der Trigeminusneuralgie. Bei der erstmaligen Anwendung kann es zu Jucken und Brennen des oberflächlichen Gewebes kommen, was sich in der Regel im Laufe der Zeit reduziert.

Johanniskraut

Johanniskraut ist eine in Europa beheimatete Pflanze mit einem süßbitteren und herben Geschmack. Für die Herstellung medizinischer Präparate werden die Blüten der Pflanze verwendet. Johanniskraut ist ein pflanzliches Präparat, das bei der Behandlung der Trigeminusneuralgie als begleitende Maßnahme hilfreich sein kann. Johanniskraut ist zwar bekannt dafür, dass es sich günstig auf den Verlauf von leichten Depressionen auswirken kann, aber auch bei der Behandlung von Nervenschmerzen, Schlafstörungen und Angststörungen kann es sehr wirksam sein. Bei einer längerfristigen Einnahme von Johanniskraut sollten ausgedehnte Sonnenbäder vermieden werden.

Zur äußeren Anwendung eignen sich Einreibungen mit einer Johanniskraut-Öl-Mischung. Diese kann mit relativ geringem Aufwand selbst hergestellt werden, indem die abgezupften Blätter und Blüten des Johanniskrauts in eine große Flasche mit ausreichend weitem Flaschenhals gegeben werden. Anschließend wird die 4-fache Menge hochwertiges Olivenöl hinzugegeben und die verschlossene Flasche für ca. 7 Wochen an einen sonnigen Platz bzw. in Heizungsnähe gestellt. Während dieser Reifezeit wird die Flasche regelmäßig geschüttelt. Nach der Reifezeit wird der Flascheninhalt in ein Tuch gegossen, und die Johanniskrautrückstände werden ausgepresst. Das fertige Johanniskrautöl wird dunkel aufbewahrt.

Kümmelsamen

Kümmelsamen sind hauptsächlich von der inneren Anwendung bei Blähungen und Bauchschmerzen her bekannt. Allerdings können Kümmelsamen auch durch äußere Anwendung schmerzlindernd wirken, wenn beispielsweise Zahn- und Kopfschmerzen oder eine Trigeminusneuralgie vorliegen. Hierfür werden in Stoffsäckchen eingenähte Kümmel erwärmt oder in warmem Wasser angefeuchtet und auf den schmerzenden Gesichtsbereich gelegt. Um die Wärme länger anzuhalten, kann das Säckchen mit einer Wärmflasche abgedeckt werden.

Mädesüss

Mädesüss wird auch als „Wiesenkönigin", „Spierstaude" oder „Geißbart" bezeichnet und ist eine altbekannte naturheilkundliche Pflanze. Sie gehört zur Familie der Rosengewächse und hat einen süß-bitteren und herben Geschmack. Es wird traditionell als fiebersenkendes Mittel bei Grippe eingesetzt, aber gilt auch als sehr effektiv bei der Schmerzlinderung und gehört damit zu den wenigen Schmerzmitteln, die natürlichen Ursprungs sind. Aufgrund dieser Eigenschaft kommt es mitunter auch bei der Behandlung von Nervenentzündungen in Betracht, sodass es auch bei der Trigeminusneuralgie als unterstützendes Präparat hilfreich sein kann. Mädesüss verfügt über aspirinähnliche Verbindungen (Salicylate), sodass Personen, die auf Salicylate allergisch reagieren, auf ein anderes Präparat ausweichen sollten.

Kamillentee-Umschlag

Mit ½ Liter kochendem Wasser werden 4 EL Kamillenblüten übergossen und anschließend stehen gelassen. Nach ca. 10 Minuten werden die Blüten abgegossen und der fertige Kamillentee mehrmals täglich als Umschlag verwendet.

R.E.S.E.T.-Methode

Wenn die Trigeminusneuralgie auf ein chronisch angespanntes Kiefergelenk zurückzuführen ist, kann die Behandlung mit der R.E.S.E.T.-Methode hilfreich sein. Ziel dieses Verfahrens ist es, das Kiefergelenk in eine normale ausgeglichene Position zurückzuführen, weshalb die Methode auch als „Kieferbalance-Therapie" bezeichnet werden kann. Die Ursachen für ein angespanntes Kiefergelenk sind sehr vielfältig und können durch mechanische Einwirkungen wie Unfall, Schleudertrauma, kieferorthopädische Eingriffe und Gewalteinwirkungen entstehen, aber auch durch nächtliches Zähneknirschen und emotionale Anspannungen.

Die Anwendung erfolgt in liegender Position, indem die Hände an insgesamt 8 verschiedene Positionen des Kopfes und Kiefers gehalten werden. Durch das druckfreie sanfte Auflegen der Hände, was mehrere Minuten lang erfolgt, entspannt sich der Kiefer- und Kopfbereich. Da im Schulter- und Halsmuskulaturbereich häufig Verspannungen auftreten, wird diese Körperregion in die Therapie einbezogen.

Schlafkissen

Der Begriff Schlafkissen ist breit gefächert, ebenso wie die Ausführungen eines solchen Kissens. Im Allgemeinen wird darunter ein orthopädisches Nackenstützkissen verstanden, das die Halswirbelsäule in ihrer natürlichen Position halten soll und somit hilft, einer Reihe von gesundheitlichen Problemen, die durch herkömmliche Kopfkissen entstehen können, vorzubeugen. Das klassische Kopfkissen, auf dem sich die Mehrzahl der Verbraucher bettet, zeigt eine Größe von 80 x 80 cm oder 40 x 80 cm und besitzt eine Füllung aus Daunen/ Federn, Schaumstoff-Flocken, Kapok oder auch Hirse und Dinkel. Nicht wenige Verbraucher müssen diese Kissen allerdings erst in die richtige Form bringen, um darauf angenehm schlafen zu können.

Hinzukommt, dass sich der Mensch in der Nacht bewegt, dreht und wendet, was ganz natürlich ist, da die Bandscheiben so entlastet werden und sich regenerieren können. Falsche oder unnatürliche Liegepositionen des Kopfes können Schlafprobleme, Verspannungen, Kopfschmerzen, Druckschmerzen und viele weitere Beeinträchtigungen nach sich ziehen. Ein orthopädisches Schlafkissen schafft hier Abhilfe.

Diese speziellen und in der Praxis erprobten Kissen werden auch zur unterstützenden Behandlung und Vorbeugung von heftigen Schmerzsymptomen eingesetzt. Solch ein Nackenstützkissen reduziert die Belastung auf die Halswirbelsäule, vermeidet ungünstige Liegepositionen und damit einhergehenden Druck auf Gefäße und Nerven.

Natürlich muss jeder Betroffene für sich selbst herausfinden, ob das Kissen ihm speziell im Hinblick auf die Besserung der Symptome und Schmerzattacken hilft, denn es gibt noch keine medizinisch-wissenschaftlichen Erkenntnisse oder gar Studien über den Behandlungserfolg im Fall der Trigeminusneuralgie.

Zusammenhang zwischen gesundem Schlaf und Trigeminusneuralgie

Gerade der idiopathischen oder klassischen Trigeminusneuralgie liegen keine erkennbaren Ursachen zugrunde, was auch die Behandlung erschwert. Es wird davon ausgegangen, dass benachbarte Blutgefäße auf den Trigeminusnerv drücken und so seine sensible Umhüllung schädigen. Im weiteren Sinne ist der Trigeminusnerv aber kein abgekapselter Nerv, sondern er steht mit den übrigen Gehirnnerven ebenso in Verbindung wie mit dem Rückenmark und der Halswirbelsäule. Stauungen, Stauchungen und Verspannungen, die durch eine falsche Kopfliegeposition entstehen, wirken demnach auch indirekt auf den Gesichtsnerv. Wissenschaftlich fundierte Studien über genaue Zusammenhänge gibt es noch nicht, weshalb ein orthopädisches Nackenkissen eine Option ist, die durchaus ausprobiert werden sollte. Nur wer sich im Schlaf wirklich „entlasten" kann, schöpft neue Energie für den nächsten Tag und beschleunigt die Regeneration der körpereigenen Zellen. Ungünstige Liegepositionen manifestieren sich und die Belastung für die Halswirbelsäule hält an. Zähneknirschen, Atemnot, Schnarchen sind Probleme, von denen der schlafende Mensch selbst nichts oder nur wenig mitbekommt, die jedoch langfristig der Gesundheit immens schaden. Stress soll in der Nacht abgebaut werden, eine falsche Liegeposition führt aber durch die ungünstigen Folgen zu neuem Stress.

Die Entlastungsfunktion eines Schlafkissens

Der Kopf ist das schwerste Körperteil und kann dementsprechend auch ordentlich auf der Wirbelsäule lasten. Daher ist eine falsche Kopfposition im Schlaf extrem belastend. Im Idealfall bildet der Kopf mit der gesamten Wirbelsäule eine einheitliche Linie, die der natürlichen Form folgt.

Das ist nicht der Fall, wenn der Kopf zu sehr nach hinten (ohne Kissen) oder vorne über geneigt (Kissenberg, geknülltes Kissen) ist. Dann verschiebt sich die gerade Linie und es entsteht eine Fehlhaltung. Diese dauert im Schlaf die ganze Nacht an. Spezielle Nackenstütz- oder Schlafkissen verhindern diese Fehlhaltung, indem sie Hohlräume im Nackenbereich auffüllen und die Wirbelsäule in einer leicht gestreckten Position halten.

Die Optik dieser Kissen unterscheidet sich stark von den herkömmlichen Kopfkissen. Schlaf- oder Nackenstützkissen sind so konzipiert, dass der Nacken fest aufliegt. Sie sind im vorderen Bereich erhöht und fallen nach hinten schräg ab oder haben in der Mitte eine Mulde und werden im hinteren Bereich wieder höher. Dabei weisen sie kompakte Abmessungen von ca. 50 x 35 x 10 cm auf, gerade so viel, um Kopf und Schultern richtig zu lagern. Die Schultern liegen gerade am Körper an und nicht auf dem Kissen. Die intelligente Konstruktion sorgt dafür, dass Kopf und Schultern in Rücken- und Seitenlage hervorragend positioniert werden, was zu einer Entlastung der Wirbel und Bandscheiden führt.

Im Handel finden sich verschiedene Anbieter und Kissenausführungen. Als Material kommen feste Schaumstoffe (Kalt- oder Latexschaum) zum Einsatz, die auch in mehreren Lagen (für die individuelle Höhenverstellung) verarbeitet sein können. Dadurch wird das Einsinken in das Kissen verhindert. Manche Modelle bieten Ohrmulden, sodass beim seitlichen Liegen kein Druck auf die Ohren ausgeübt wird. Auch finden sich intelligente Belüftungssysteme je nach Modell, die Wärmestaus verhindern und für das Plus an Schlafkomfort sorgen. Die Schlafkissen sind mit waschbaren Bezügen aus hautverträglichen Materialien versehen.

Neben Schlafkissen mit Einheitsmaßen gibt es Modelle, die in verschiedenen Größen verfügbar sind und sich an der Schulterbreite bzw. Kleidergröße des Kunden orientieren. Bei größenabhängigen Schlaf- und Nackenstützkissen ist auch die Härte der Matratze ein wichtiger Faktor. Je weicher die Matratze ist, umso niedriger sollte das Kissen sein, und umgekehrt. Die Preise für hochwertige und erprobte Schlafkissen liegen zwischen 100 und 150 Euro.

Das TriggerSleeping-Mobilisationskissen von Dr. Lanz

Ein Schlafkissen sticht im großen Angebot deutlich hervor, weil es gezielt als Anwendungsgebiet die Trigeminusneuralgie unter dem Aspekt von Schlafproblemen nennt. Entwickelt hat es der österreichische Facharzt für Orthopädie und orthopädische Chirurgie, Dr. Eduard Lanz, der auch als Teamarzt mehrerer Nationalmannschaften aktiv ist.

Das orthopädische Nackenstütz- und Schlafkissen zeigt sich als Keilkissen aus festem Schaumstoff mit Lamellenaufbau, das nach hinten schräg abfällt. Es besitzt seitliche Einschnitte, die neben der aktiven Muskelentspannung auch für eine gute Belüftung und Feuchtigkeitsregulation sorgen. Ein waschbarer Schutzbezug aus hautfreundlichen Fasern erhöht den Liegekomfort.

Das langjährig medizinisch erprobte und allergikergeeignete Kissen positioniert Kopf und Schultern derart, dass ein leichter Zug auf die Halswirbelsäule ausgeübt wird. So können selbst Atemzüge und jegliche Bewegungen im Schlaf zur Lockerung der Halswirbelsäule und dem Auflösen von Verspannungen beitragen. In allen Schlaflagen verspricht das Schlafkissen diesen positiven und gesunden Wirkeffekt. Die Beweglichkeit der Wirbelsäule wird nicht eingeschränkt, Gelenke und Muskulatur können sich entspannen. Reduzierter Druck und verringerte Muskelspannung in Verbindung mit einer leichten Bewegung sorgen für einen stetigen Mobilisationseffekt wie er beim Wirkprinzip der Thermalbäder zu finden ist.

Gewöhnung an Schlaf- und Nackenstützkissen

Wer sich dazu entscheidet, sein normales Kopfkissen gegen ein spezielles Schlafkissen einzutauschen, der kann sich damit langfristig Gutes tun. Es braucht jedoch eine gewisse Umstellungszeit, bis sich Kopf, Schultern und der Rest des Körpers an das neue Kissen gewöhnt haben. Bei einigen Personen geht das sehr schnell, weil sie die wohltuende Entlastung genießen, bei anderen kann die Gewöhnung länger dauern, weil die Nacken- und Halswirbelproblematik schon ausgeprägter ist. Man sollte die Flinte nicht gleich ins Korn werfen, denn nicht jedes Schlafkissen ist auch für jeden geeignet. Mitunter lohnt es sich, verschiedene Modelle auszuprobieren. Zu hohe Erwartungen in Bezug auf eine erfolgreiche Behandlung der Trigeminusneuralgie dürfen ebenfalls nicht in ein Schlafkissen gelegt werden, auch wenn es einigen Anwendern durchaus Linderung oder Besserung verschaffen kann.

Schüsslersalze

Bei den Schüsslersalzen handelt es sich um eine Richtung der Naturheilkunde, die sich auf der Grundlage der Homöopathie entwickelt hat. Die Therapie mit Schüsslersalzen basiert auf der Annahme, dass Krankheiten durch Störungen im Mineralhaushalt der Zellen verursacht werden. Anders als bei der klassischen Homöopathie wird hier also ein biochemisches Ungleichgewicht als Ursache von Krankheiten angenommen. Die jeweils notwendigen Mineralstoffe werden dem Patienten in homöopathischer Dosierung und somit potenziert verabreicht.

Für eine Behandlung der Trigeminusneuralgie haben sich vor allem die Präparate Magnesium Phosphoricum (Nr. 7) und Kalium jodatum bewährt (Nr. 15).

Magnesium wird häufig als die sogenannte „Heiße 7" verwendet. Hierfür werden ca. 10 Tabletten in 1/8 Liter aufgekochtem Wasser aufgelöst und anschließend getrunken. Dies führt zu einer deutlichen Linderung von Schmerzen und kann durch das Auftragen von Salbe der Nr. 7 auf den schmerzenden Gesichtsbereich unterstützt werden.

Kalium jodatum wirkt ebenfalls schmerzlindernd, kann aber auch einer depressiven und weinerlichen Stimmung entgegenwirken.

Tuina-Massage

Die Tuina-Massage zählt zu den ältesten manuellen Techniken und ist eine der fünf Säulen der Traditionellen Chinesischen Medizin (TCM) sowie eine eigenständige Therapiemethode, die sich über die Jahrhunderte stetig weiterentwickelt hat. Wie die Akupunktur oder die Chinesische Arzneimitteltherapie kann auch die Tuina-Massage zur Linderung von Schmerzen einer Trigeminusneuralgie zum Einsatz kommen. Ihr geht ebenfalls die Diagnose nach den Grundlagen der Traditionellen Chinesischen Medizin voraus. Eine Selbstmassage ist möglich, effektiver zeigt sich jedoch die Behandlung durch einen ausgebildeten und erfahrenen Therapeuten.

Wesen und Ziele der Tuina-Massage

Die genaue Bezeichnung lautet Tuina Anmo, auch TuiNa AnMo geschrieben. Die einzelnen chinesischen Worte drücken die essentiellen Massage- bzw. Grifftechniken aus. Tui bedeutet Schieben, Na steht für Greifen, An ist Drücken und Mo wird mit Reiben oder Streichen übersetzt. An die 20 Grundgriffe kennt diese spezielle Massage-Form, die sich wiederum in mehrere hundert Einzelgriffe unterteilen. Zu den Grundgriffen gehören neben den Genannten auch: Knetend auf der Stelle massieren (Rou), Kneifend auf der Stelle behandeln (Nie), Beidhändiges Hin- und Herreiben (Cou), Klopfen und Schlagen (Kou Ji), Rollend Behandeln (Gun), Schütteln (Dou) und die Schabtechnik (Gua).

Tuina Anmo ist eine ganzheitliche und sehr umfassende manuelle Therapiemethode, die auch Akupressur, Chiropraktik, Weichteilarbeit, isometrische Übungen, passive und aktive Bewegungsarbeit einschließt. Muskeln, Sehnen, Bänder und Gelenke werden behandelt. Der Therapeut setzt zur Ausführung seine Finger, Hände, Unterarme, Ellenbogen, den ganzen Arm oder auch das Knie ein. Die Tuina-Massage beruht auf den Kriterien der TCM, zu denen die Lehre von den Energieleitbahnen (Meridianen) und die Prinzipien von Ying und Yang (sich bedingende Gegensätze und Grundlage für die Lebenskraft) sowie die Fünf-Elemente-Lehre gehören. Durch eine Tuina-Massage sollen der Energie- wie auch der Blutfluss angeregt, Blockaden in den Leitbahnen aufgelöst, Yin und Yang und die inneren Organe reguliert,

Leere- und Fülle-Zustände ausgeglichen und das Immunsystem gestärkt werden. Oberstes Ziel ist der ungestörte Fluss der Lebensenergie Qi, die sich über die Leitbahnen im Organismus bewegt und die inneren Organe miteinander vernetzt.

Kann die Energie nicht mehr ungehindert entlang der Meridiane zirkulieren, entstehen Stauungen oder eine Stagnation. Diese bringen Yin und Yang aus dem Gleichgewicht, was sich mit gesundheitlichen Beeinträchtigungen zeigt. Im Sinne der chinesischen Medizin verursachen sowohl äußere Faktoren wie Wind, Kälte oder Hitze als auch innere Faktoren, z. B. depressive Stimmung, Traurigkeit, Angst, belastender Stress oder Sorgen, solche Energieblockaden. Übergeordnete Aufgabe der Tuina-Massage ist also, den Energiefluss wieder in die richtigen Bahnen zu leiten. Eine Tuina-Therapie wirkt auf Körper, Geist und Seele, denn Störungen in einem der Bereiche führen auch zu Störungen in den anderen Bereichen.

Die Tuina-Massage ist eng mit der Akupunktur verknüpft. Beide Behandlungsmaßnahmen ergänzen sich auch bei einer Trigeminusneuralgie sehr gut. So orientiert sich die Massage an den Meridianen (Energieleitbahnen), die sich in zwölf Haupt- und acht außerordentliche Meridiane unterteilen. Die Hauptmeridiane verlaufen entlang der Organe und werden daher auch als „Organmeridiane" bezeichnet und entsprechend abgekürzt, z. B. Lu für Lunge, Ma für Magen, Di für Dickdarm.

Weiter wird in die Yin-Meridiane entlang der Körperinnenseite und die Yang-Meridiane entlang der Körperaußenseite unterschieden. Alle Meridiane sind miteinander verbunden - von den inneren Organen bis hin zu den Gelenken und Extremitäten. Die Yin-Meridiane werden den Funktionskreisen von Herz, Leber, Niere, Lunge, Milz zugeordnet, die Yang-Meridiane sind mit Magen, Dünndarm, Dickdarm, Gallenblase, Blase verbunden. Auf den Meridianen sind die Akupunkturpunkte angeordnet, von denen sich am ganzen Körper ca. 800 finden und über welche die Energie zu beeinflussen ist. An die 360 Akupunkturpunkte, deren Stellen genau definiert sind, liegen auf den Hauptmeridianen. Die Tuina-Massage nutzt diese Akupunkturpunkte wirkungsvoll durch gezielte manuelle Behandlung. Nicht immer muss sich ein Akupunkturpunkt nahe der Schmerz- oder Problemregion finden, insbesondere, wenn andere Ursachen den Beschwerden zugrunde liegen. Über die Meridian-Verbindung lassen sich so auch „Fernpunkte" behandeln, die effektiv auf den lokalen Schmerzbereich wirken. Geeignet ist diese chinesische Massage für Erwachsene und Kinder, wobei das Kinder-Tuina sich in verschiedenen Punkten unterscheidet, da es sich speziell an den körperlichen und geistigen Voraussetzungen von Kindern im jeweiligen Alter orientiert. Das Anwendungsspektrum ist breit gefächert - von Erkrankungen des Bewegungsapparates über innere Erkrankungen bis hin zu neurologischen und vegetativen Störungen, zu denen auch die Trigeminusneuralgie zählt.

Nicht angewendet werden sollte die Tuina-Massage bei Fieber, Entzündungen, offenen Wunden, erhöhter Blutungsneigung, einer allgemeinen Schwächung der inneren Organe, bei bösartigen Tumoren, einer ausgeprägten Osteoporose und während der Schwangerschaft.

Basis einer jeden medizinischen Tuina-Massage ist die vorangehende Diagnose nach den Kenntnissen der TCM für den richtigen Behandlungsansatz, der je nach Befund viele unterschiedliche Massagetechniken kombiniert. Innere und äußere Ursachen fließen in die Bewertung und den Therapieansatz ein, ebenso wie eine Tuina-Therapie nach akuten und chronischen Beschwerden unterscheidet.

Als begleitende Therapie zu den konventionellen schulmedizinischen Maßnahmen kann die Tuina-Massage wirkungsvoll Schmerzen, auch die einer Trigeminusneuralgie, lindern, wie Erfahrungen von Patienten zeigen. Eine fachgerechte Ausführung ist dabei genauso wichtig wie die Absprache mit den behandelnden Ärzten. Bei der klassischen (idiopathischen) Variante kann die Traditionelle Chinesische Medizin mit den Therapiekonzepten Akupunktur, Tuina, Chinesische Kräutermedizin mehrfach ansetzen.

Äußere und innere Krankheitsfaktoren nach der TCM

Zum besseren Verständnis der Tuina-Massage sollen auch die Krankheitsfaktoren, wie sie die Traditionelle Chinesische Medizin definiert, erklärt werden. Diese werden als „pathogene Faktoren" bezeichnet und in äußere, innere und sonstige pathogene Faktoren unterschieden. Die äußeren pathogenen Faktoren richten sich nach den klimatischen Faktoren Kälte, Trockenheit, Hitze, Nässe/Feuchtigkeit, Sommerhitze und Wind. Diese dringen von außen in die Leitbahnen ein, oberflächlich oder tief, und verursachen entsprechende Beschwerden und Erkrankungen. Wind kann zum Beispiel für virale Krankheiten oder einen Schlaganfall verantwortlich sein, während Kälte zu Durchblutungsstörungen, Steifigkeit und harten Verspannungen führen kann. In Folge von Hitze entstehen Entzündungen. Nässe oder Feuchtigkeit begünstigen die Bildung von Sekreten oder trüben Absonderungen. Trockenheit bedeutet, der Körper hat zu wenig Feuchtigkeit, was den gesamten Funktionskreislauf beeinträchtigt. Mehrere äußere pathogene Faktoren können in unterschiedlichen Kombinationen einer Krankheit oder einem Beschwerdebild zugrunde liegen, z. B. Wind-Kälte, Wind-Hitze.

Innere pathogene Faktoren beziehen sich auf ein wenig oder übermäßig ausgeprägtes Vorhandensein der Emotionen Trauer, Wut, Kummer, Grübeln, Angst, Schreck und Freude. Sonstige pathogene Faktoren sind u. a. Unfälle, Traumata, falsche Ernährung, ungünstiger Lebensstil, Parasitenbefall. Die innere und die äußere Gesundheit bzw. Krankheit steht in der TCM immer im Zusammenhang. Der Zustand von Organen, Gelenken, Muskeln, Haut etc. wirkt sich auch auf die Emotionen aus, während die Emotionen ebenso den Zustand der Organe und Körperteile beeinflussen. Pathogene äußere Faktoren werden durch die Tuina-Massage wieder ausgeleitet bzw. ihnen entgegengewirkt, die pathogenen inneren Faktoren werden auf organische Probleme überprüft und entsprechend der individuellen Diagnose behandelt.

Wirkprinzipien und entsprechend eingesetzte Grifftechniken der Tuina-Massage

Im Sinne der energetischen Wirkung kennt die Tuina-Massage stärkende (tonisierende), ableitende, beruhigende (sedierende) und harmonisierende Techniken. Während die stärkenden Techniken den Energiefluss anregen, sind die ableitenden Techniken dazu gedacht, schädliche Stoffwechselprodukte, die den Energiefluss hemmen, abzuleiten und allgemein zu beruhigen. Die Harmonisierung soll den guten Energiefluss dauerhaft beibehalten und ist nicht auf ein spezielles Gesundheitsproblem ausgerichtet. Die harmonisierende Tuina wird daher auch gerne als „Wellness-Tuina“ bezeichnet.
Bei den energetischen Massagetechniken richten sich die Ausführungen nach dem zu erreichenden Ergebnis.

Wird eine stärkende und energieauffüllende Wirkung angestrebt, kommen sanfte und langsame Griffe wie Schieben, kreisendes Kneten, behutsames Reiben oder Streichen in Richtung des Energiebahnverlaufs zur Körpermitte und im Uhrzeigersinn zur Anwendung. Erschöpfung und Leere sind hier wesentliche Indikatoren. Zuviel Energie, meist am falschen Platz bzw. in einem Organ, muss nach der TCM abgeleitet werden, um den gesunden Zustand wiederherzustellen. Dazu nutzt die ableitende Massagetechnik schnelle, kräftige und dynamische Griffe wie festeres Greifen, Kneifen, Kneten, punktuelles Massieren und Drücken, die entgegengesetzt zu den Energiebahnen und gegen den Uhrzeigersinn von der Körpermitte weg ausgeführt werden. Energie- und Blutstauungen können durch diese Methode aufgelöst werden.

Um den reibungslosen Energie- und Blutfluss sowie das ausgeglichene Ying und Yang-Verhältnis fortlaufend zu erhalten, kommen harmonisierende Griffe wie Schieben, Reiben, Streichen und Kneifen zum Einsatz. Darüber hinaus kann die Tuina-Massage nach weiteren Kriterien zur Anwendung kommen, die sich auf die äußeren pathogenen Faktoren beziehen. Hier finden sich die Behandlungsprinzipien: Wärmen bei Kälte und Mangelzuständen, Kühlen und Klären bei Hitze, Schleim und Feuchtigkeit in den Fluss bringen, Auflösen und Zerstreuen von Ablagerungen und Ansammlungen, Anregung zum Schwitzen.

Zieht Kälte in den Körper ein oder zeigen sich Mangelzustände, sind wärmende Tuina-Techniken gefragt. Anwendungsbeispiele hierfür sind u. a. Schmerzen der Lendenwirbelsäule, Nackenstarre, heftige genau zu ortende Schmerzen. Reiben, auch mit beiden Händen, Ziehen, Kneifen, Greifen, Kneten sind Griffe, die anhaltend, schnell und dynamisch ausgeführt, die Durchblutung anregen und die Kälte oder den Mangel durch Erwärmung vertreiben. Umgekehrt kann auch das Vertreiben von Hitze und Wind ein Ansatz sein, der durch kühlende und klärende Grifftechniken, die sich kurz, zügig und kräftig zeigen, erreicht wird. Dazu zählen Klopfen, Klatschen, Drücken, Kneten, Kneifen, Greifen, Zwei-Finger-Technik.

Um Feuchtigkeit und Schleim, der den Organismus blockiert, in den Fluss zu bringen, werden ableitende und kraftvolle Griffe wie Schieben, Greifen, Kneifen, Kneten, Schaben, Klopfen/Schlagen, Schütteln oder Schwingen eingesetzt. So können Anspannung, Blutstauung, tiefsitzende Blockaden, festsitzende Schleim- und Flüssigkeitsansammlungen gelöst werden. Zum Auflösen von schädlichen Ablagerungen und Ansammlungen, die sich bei Stauungen von Blut und Schleim zeigen und sich mit Schwellungen, Verhärtungen, Verklebungen oder Ödemen äußern, sind leichte schnelle Griffe mit hoher Frequenz gefragt.

Schwitzen ist wichtig, um Giftstoffe und Schlacken aus dem Organismus auszuleiten. Die Anregung erfolgt in der Tuina-Massage durch eine Abfolge von anfänglich leichten Griffen, die dann in tiefe und dynamische Griffe übergehen.

Diagnose und Behandlungsansatz bei Trigeminusneuralgie

Bei Nervenschmerzen verschiedenster Art hat sich die TCM auch in der westlichen Welt bewährt. Deshalb ist sie für Patienten mit einer Trigeminusneuralgie eine mehr als interessante Option zur Vorbeugung von Schmerzattacken und bei chronischen Schmerzsyndromen. Die chinesische Medizin sieht die Trigeminusneuralgie als Blockade der Lebensenergie „Chi". Um die richtige Behandlungsstrategie mit den geeigneten Grifftechniken anzusetzen, ist eine Diagnose nach den Richtlinien der TCM wichtige Voraussetzung.

Diese ganzheitliche Diagnose ist eigenständig und unabhängig von der Diagnose des Hausarztes oder Neurologen, berücksichtigt aber im Rahmen der Auswertung dessen Ergebnis, was im Hinblick auf die Unterscheidung der klassischen und symptomatischen Trigeminusneuralgie von Bedeutung ist. Der Therapeut betrachtet demnach nicht nur den Gesichtsschmerz, sondern den ganzen Körper sowie die geistige und mentale Ebene. Der Patient wird zu seinem körperlichen und seelischen Befinden wie auch zu seinen Lebensumständen befragt. Neben der im TCM traditionellen Zungen- und Pulsdiagnose kommen außerdem bildgebende, technische Verfahren wie MRT, CT und Röntgen bei Bedarf zum Einsatz, auch werden Funktionstests bei Bewegungsproblematik durchgeführt.

Das Erscheinungsbild des Patienten spielt ebenso eine Rolle, durch den Zustand von Haut, Haaren und Fingernägeln, Augen kann der erfahrene TCM-Arzt oder Therapeut Rückschlüsse auf gesundheitliche Beeinträchtigungen ziehen. Die sorgfältige Aus- und Bewertung aller Diagnose-Elemente zeigt den individuellen Behandlungsweg mit ausgewählten Körperzonen, Leitbahnen, Akupunkturpunkten und Grifftechniken auf. Die Energieleitbahnen und Akupunkturpunkte spielen eine wichtige Rolle in der Tuina-Massage und beim Beschwerdebild der Trigeminusneuralgie. Anhand der drei Äste des Trigeminusnervs können die relevanten Energieleitbahnen und die darauf liegenden Akupunkturpunkte bestimmt werden. Diese werden bei der speziellen Massage nicht mit Nadeln, sondern mit den Fingern und Händen des Therapeuten entsprechend der Diagnose behandelt.

Dabei steht nicht nur das Gesicht im Vordergrund, auch andere Körperzonen können in die Tuina-Massage einbezogen werden, um die so genannten „Fernpunkte" zu aktivieren, die mit den Schmerzen in Zusammenhang stehen. Grifftechniken im Gesicht, im schmerzenden Bereich, werden in der Regel ohnehin nicht zu Beginn einer Behandlung oder im akuten Stadium ausgeführt. Es ist nicht auszuschließen, dass die Stimulation der Akupunkturpunkte auf den Leitbahnen im Gesicht oder andere Grifftechniken eine Schmerzattacke auslösen.

Da eine Tuina-Massage bei Trigeminusneuralgien längerfristig angelegt ist, können sich Körper und Geist besser auf die Schmerzattacken vorbereiten und lernen, damit umzugehen, bzw. Linderung erfahren und vorbeugen. Etwas Geduld sollten Patienten jedoch mitbringen, schnelle Schmerzfreiheit nach der ersten Sitzung ist eher eine äußerst seltene Ausnahme, da Nervenschmerzen generell eine längerfristige Therapie erfordern. Versierte Tuina-Masseure befragen den Patienten nach jeder Sitzung und aktualisieren die Diagnose, um die Behandlung effizient und angepasst weiterzuführen.

Als Ursachen für eine Trigeminusneuralgie und die damit einhergehende Energieblockade kommen nach der TCM die äußeren pathogenen Faktoren Wind-Kälte, das so genannte Magen- und Leber-Feuer oder ein Nieren-Yin-Mangel in Betracht. Das Bestreben der Tuina-Massage liegt nicht nur darin, Schmerzen oder Beschwerden zu lindern oder aufzulösen, sondern auch die Ursachen zu beseitigen.

So finden sich Ansätze zur Schmerzlinderung ebenso wie zur Bekämpfung der zugrunde liegenden Ursachen im Sinne der TCM über die Behandlung der Akupunkturpunkte, die bei der Tuina-Massage kurz „Meridianpunkte" genannt werden. Zur Schmerzlinderung können lokale Punkte oder Fernpunkte auf den Energieleitbahnen gewählt werden, die durch die Tuina-Massage stimuliert werden. Um die nach der TCM ursächlichen Faktoren Wind-Kälte, Magen- und Leber-Feuer oder Nieren-Yin-Mangel zu beseitigen, werden entsprechende, andere Punkte ausgewählt. Sowohl die Schmerzbehandlung wie auch die Behandlung der Syndrome Wind-Kälte oder Magen- und Leber-Feuer erfolgt mit ableitenden Massagetechniken, während ein Mangel an Nieren-Yin mit stärkenden Massagetechniken aufgefüllt wird.

Durchführung nur von erfahrenen TCM-Therapeuten

Damit das Ergebnis hält, was die Tuina Massage verspricht, sollte sie nur von ausgebildeten TCM-Ärzten oder Therapeuten durchgeführt werden. Das umfassende Wissen über die Leitbahnen und Akupunkturpunkte, die ausgefeilte Diagnose und die praktische Erfahrung sind die richtigen Voraussetzungen für eine Tuina-Therapie. In jeder größeren Stadt finden sich TCM-Kliniken oder Therapeuten mit eigener Praxis.

Dauer und Kosten einer professionellen Tuina-Massage

Eine medizinische Tuina-Massage, die sich gezielten Beschwerden widmet, kann je nach zu behandelndem Körperteil zwischen 20 und 40 Minuten dauern und ist meist über einen längeren Zeitraum angelegt. Ganzkörperbehandlungen beanspruchen bis zu einer Stunde oder mehr Zeit. Bei chronischen Gesundheitsproblemen werden zu Beginn kürzere Zeitintervalle, z. B. alle 2 Tage, gewählt, die dann in einen wöchentlichen Rhythmus übergehen. Die Behandlung kann durchaus über mehrere Wochen andauern, um ein positives Wirkergebnis zu erzielen. Handelt es sich um akute Beschwerden, ist mitunter eine tägliche Tuina-Massage sinnvoll.

Die Kosten richten sich immer nach der individuellen Behandlungsdauer, wobei zwischen 30 und 70 Euro pro Massagesitzung kalkuliert werden können. Diese Kosten sind vom Patienten in der Regel selbst zu zahlen. Die Tuina-Massage gehört nicht zum Leistungskatalog der gesetzlichen Krankenkassen, kann aber je nach Einrichtung und Zuzahlungsmodellen übernommen werden. Das Gleiche gilt für Privatversicherte, wobei es hier immer auf die konkrete Vertragsausgestaltung ankommt, ob die Behandlungskosten vollständig oder teilweise von der Krankenkasse getragen werden. Über die Abrechnungsmöglichkeiten sollten sich Interessierte daher im Vorfeld genau bei ihrer Krankenversicherung erkundigen.

Ist Selbstmassage bei einer Trigeminusneuralgie sinnvoll?

Die Tuina-Massage ist auch zur Selbstbehandlung für Erwachsene geeignet, wobei dies jedoch nicht mit einer professionellen Massage zu vergleichen ist. Man muss nicht unbedingt mit den Meridianen und Akupunkturpunkten vertraut sein, da sich heute viele Anleitungen in Print- und Online-Medien finden.

Bei der Selbstmassage im Sinne der Tuina geht es um die Stimulierung der Meridianpunkte bzw. Akupunkturpunkte, die auch mit den Akupressurpunkten identisch sind. Das heißt jedoch nicht, dass unbedacht auf einem bestimmten Punkt gedrückt werden soll. Wer es richtig machen will, folgt Anleitungen von versierten Tuina-Spezialisten, denn hier wird die geeignete Massagetechnik aufgezeigt. Noch besser ist es, sich geeignete Massagetechniken auf den richtigen Punkten von einem TCM-Therapeuten vor Ort zeigen zu lassen, die dann zu Hause durchgeführt werden können. Wer sich in einer Behandlung befindet, sollte nach den Sitzungen die gleichen Punkte nicht nochmals selbst massieren, das kann eine Überreizung zur Folge haben und ist eher schädlich als nützlich.

Für die Durchführung zuhause sollte ein angenehm temperierter, vorher gelüfteter und ruhiger Raum ausgewählt werden. Mit kurzen Fingernägeln und warmen Händen massiert es sich am besten. Störungen sind während der Massage zu vermeiden. Es ist wichtig, in die Massage hineinzuspüren und die Behandlung intensiv wahrzunehmen. Die Selbstmassage der ausgewählten Punkte erfolgt mit der Kuppe von Zeige- und Mittelfinger in leicht kreisenden, reibenden, kneifenden, sanft drückenden Bewegungen. Was sich für den Patienten am besten anfühlt, sollte beibehalten werden. Jeder Punkt wird etwa zwei Minuten massiert, wobei die erste Minute im Uhrzeigersinn, die nächste Minute gegen den Uhrzeigersinn zu massieren ist. Ist ein Punkt auf einer Körperseite behandelt, sollte derselbe Punkt auch auf der gegenüberliegenden Seite massiert werden. Eine Ausnahme bilden Schläfenpunkte, die gleichseitig massiert werden.

Folgende Meridianpunkte sind erfahrungsgemäß in der Selbstbehandlung erprobt und können von Patienten mit Trigeminusneuralgie massiert werden:

- Meisterpunkt für das Gesicht Di4 (Meridian Dickdarm) - löst Verstopfungen aller Art, beruhigt, entkrampft und wirkt generell bei Schmerzen sehr effektiv. Er liegt auf dem Handrücken zwischen Daumen und Zeigefinger, Richtung Handgelenk. Wenn Daumen und Zeigefinger gegeneinandergedrückt werden, tritt ein bauchiger Muskelberg hervor, an dessen höchster Stelle der Meisterpunkt liegt. Während der Schwangerschaft darf dieser Punkt nicht massiert werden.

- Punkt Ma7 (Meridian Magen) - vertreibt Wind von Gesicht und Ohr, öffnet die Leitbahnen, lässt Qi und Blut leichter fließen und löst lokale Stauungen auf. Er findet sich in einer Vertiefung unter dem Jochbeinbogen. Diese Vertiefung ist beim Öffnen des Mundes zu spüren.

- Punkt Dü18 (Meridian Dünndarm) - vertreibt Wind und klärt Hitze. Er liegt am unteren Ende des Jochbeines.

Während einer akuten Schmerzattacke wird von einer Selbstmassage im Gesicht abgeraten. Die Selbstbehandlung hat das langfristige Ziel der Schmerzminderung, sodass Anfälle weniger intensiv wahrgenommen werden. Es ist nicht ausgeschlossen, dass bei der Selbstmassage an den Meridianpunkten im Gesicht während der schmerzfreien Zeit eine Schmerzattacke ausgelöst werden kann (durch Berührung).

Transkutane Elektrische Nervenstimulation (TENS)

Die elektrische Stimulation von Nerven ist eine bewährte Methode, die bereits seit den 1970-er Jahren bei der Behandlung von verschiedenen akuten und chronischen Schmerzen eingesetzt wird. Die TENS-Methode erfolgt nicht nur bei der Behandlung der Trigeminusneuralgie, sondern auch zum Lösen von Verspannungen und Schmerzen im Rücken.

TENS heißt „Transkutane Elektrische Nervenstimulation" und ist den naturheilkundlichen Verfahren zuzuordnen. Häufig wird die TENS-Therapie zur Begleitung der medikamentösen Schmerzbehandlungen eingesetzt. Durch die Übertragung von elektrischen Reizen durch die Haut (transkutan) an die Nerven kann hier Linderung erzielt werden. Bei dieser Behandlungsform geht es darum, dass die Schmerzweiterleitung zum Gehirn reduziert bzw. ganz verhindert wird, außerdem soll die Schmerzschwelle heraufgesetzt werden.

Man unterscheidet bei der TENS-Methode zwischen einem hochfrequenten TENS (ca. 200 Hertz) und einem niederfrequenten TENS (2 Hertz). Während die erstgenannte Methode das Schmerzsignal auf der Rückenmarksebene blockieren soll, wird mit dem niederfrequenten TENS eine Freisetzung von Endorphinen und Neurotransmittern angeregt.

Die TENS-Behandlung erfolgt durch ein elektrisches Gerät, das durch Elektroden mit dem jeweiligen vom Schmerz betroffenen Körperteil oder der entsprechenden Hautregion verbunden ist. Diese Elektroden werden auf der Haut fixiert, die entweder selbsthaftend sind oder mit Gel auf die Haut aufgetragen werden. Über die Elektroden werden niederfrequente Ströme an den entsprechenden Nerv geleitet, was zu einer verstärkten Reizleitung führen soll. Ist das Gerät eingeschaltet, fließt ein leichter, ungefährlicher Strom durch die Haut, der als ein kribbelndes Gefühl wahrgenommen wird.

Man geht davon aus, dass bestimmte Nervenfasern der Haut besonders reizempfindlich sind und daher die Impulse besonders schnell an das Rückenmark weiterleiten, so dass diese (künstlich hervorgerufenen) Impulse vor den eigentlichen Schmerzimpulsen im Rückenmark eintreffen und dieses somit die Schmerzimpulse blockieren. Ein weiterer Vorteil, der bei der TENS-Behandlung hervorgehoben wird, ist die Bildung von schmerzhemmenden Substanzen durch den Körper selbst. Im Gehirn und im Rückenmark werden diese Stoffe ausgeschüttet.

Obwohl verschiedene Ärzte über gute Erfolge berichten, die mittels dieser Behandlungsmethode erreicht werden können, liegt keine klinisch kontrollierte Studie über die Wirksamkeit dieser Behandlung bei Nervenschmerzen vor. Grundsätzlich sollte die Behandlung mit einem TENS-Gerät mit dem behandelnden Arzt besprochen werden. Es gibt auch Faktoren, die zwingend die Genehmigung des Arztes voraussetzen. Dies betrifft insbesondere Schwangere, Epileptiker, Träger von

Herzschrittmachern oder anderen elektronischen Implantaten. Darüber hinaus ist zu berücksichtigen, dass offene Wunden und erkrankte Hautstellen nicht mit den Elektroden bedeckt werden dürfen.
Neben den positiven Eigenschaften, die TENS bewirkt, sind Nebenwirkungen nicht grundsätzlich auszuschließen.
Da die Geräte über verschiedene Einstellmöglichkeiten für Stromstärke, Anzahl der Stromimpulse und Dauer der einzelnen Impulse verfügen, kann es bei unerfahrenen Anwendern möglicherweise zu einer Überdosierung kommen. Dies kann dazu führen, dass sich Schmerzen verstärken oder Hautirritationen ausgelöst werden. Besonders im Halsbereich ist die Anwendung sehr sorgfältig vorzunehmen und eine fachliche Anleitung unbedingt angeraten. Werden die Elektroden falsch angelegt, kann es unter Umständen zu unerwünschten Reaktionen bis hin zu Spasmen kommen. Um dies zu verhindern, sollte die Geräteeinstellung hinsichtlich der Stärke, Impulse, Anwendungsdauer und Position der Elektroden vom Therapeuten vorgenommen werden.

Als Mindestdauer für eine Behandlung werden 30 Minuten angegeben, bei der Trigeminusneuralgie kann sich die Zeit allerdings deutlich verlängern. Über den Tag verteilt können mehrere Behandlungen durchgeführt werden. Um einen dauerhaften Erfolg zu erreichen, geht man von mindestens einer Anwendung täglich aus.

Weitere naturheilkundliche Methoden

Die in diesem Kapitel vorgestellten Therapiemöglichkeiten der Naturheilkunde sollen Ihnen einen Einblick in eine für Sie möglicherweise neue Welt geben. Darüber hinaus gibt es eine große Anzahl weiterer, sehr wirksamer Methoden, die Ihnen auf dem Weg zu mehr Gesundheit gute Dienste leisten können. Dies sind beispielsweise Bioresonanztherapie, Ayurveda, Lasertherapie, Kryotherapie, Methoden nach Hildegard von Bingen, Selbsthypnose oder die Klosterheilkunde. In der Naturheilkunde zählt oft die Erfahrung des Therapeuten, wobei viele von ihnen Schwerpunkte in ihren Praxen anbieten. Während der eine Behandler eher auf orthopädische Erkrankungen ausgerichtet ist, kennt sich der andere besser mit Darmsanierungen, Ausleitungsverfahren oder Hautkrankheiten aus. Erkundigen Sie sich also im Vorfeld, inwieweit der von Ihnen favorisierte Therapeut Erfahrungen in der Behandlung von Trigeminusneuralgien hat.

Orthomolekulare Therapie

Die Orthomolekulare Therapie ist ein medizinischer Bereich, der bereits seit den 1980-er Jahren in Deutschland existiert. Viele Fachleute bewerten die orthomolekulare Medizin als eine der Therapien mit großer Zukunft und neuen Chancen im Kampf gegen die meisten Zivilisationskrankheiten. Der Begriff „orthomolekular" bedeutet im übertragenen Sinn „die richtigen Nährstoffe" (orthos = richtig, molecula = Baustein von Substanzen).

Um gesund zu bleiben oder zu werden, benötigt der Organismus Nährstoffe wie Vitamine, Mineralstoffe, Spurenelemente, Aminosäuren und sekundäre Pflanzenschutzstoffe. Sie sind unentbehrliche Substanzen für einen gesunden Stoffwechsel und die Basis, damit der Organismus seine vielfältigen und komplexen Aufgaben bewältigen kann. So wie das Auto Benzin zum Fahren benötigt, so fungieren die Nährstoffe als „Zündstoffe" für das menschliche Leben. Aufgrund mehrerer Faktoren ist bei der Trigeminusneuralgie häufig eine Mangelversorgung mit Mineralstoffen und Vitaminen anzutreffen, was den Krankheitsverlauf ungünstig beeinflussen kann.

Im Rahmen der orthomolekularen Medizin kann eine umfangreiche Nährstoffanalyse mithilfe einer Blutentnahme durchgeführt werden, um festzustellen, welche Nährstoffe fehlen. Hierdurch wird ermöglicht, dass dem Körper genau die Vitamine, Mineralstoffe, Aminosäuren und Spurenelemente zugeführt werden, die ihm tatsächlich fehlen.

Bestimmte Nährstoffe wirken sich positiv auf Nervenerkrankungen aus, weil sie für die Weiterleitung von Nervenimpulsen und zur Bildung von Nervenbotenstoffen benötigt werden.

Neben den B-Vitaminen und Magnesiumpräparaten, die sehr häufig bei der Trigeminusneuralgie-Behandlung eingesetzt werden, kommen unter anderem auch Nährstoffe wie Vitamin C, Vitamin D, Vitamin E, Q10, Zink, Magnesium, Boswellia (Weihrauch), Traubenkernextrakt und Yamswurzel in Betracht.

Jede Einnahme von orthomolekularen Präparaten sollte mit dem behandelnden Arzt besprochen werden, um die richtige Dosierung, mögliche Nebenwirkungen und eventuelle Wechselwirkungen mit Medikamenten abzuklären. Sinnvoll ist es, hierzu einen Therapeuten heranzuziehen, der sich mit der orthomolekularen Medizin auskennt.

B-Vitamine

Häufig ist bei Trigeminusneuralgie-Patienten ein Mangel an B-Vitaminen festzustellen, ausgerechnet den Vitaminen, die so wichtig für die Nerven und insbesondere für die Myelinscheiden sind. Nicht ohne Grund werden die B-Vitamine auch als „Nervenvitamine“ bezeichnet, und nicht nur orthomolekular-medizinisch orientierte Therapeuten halten B-Vitamine einschließlich Thiamin (B1) und Niacinamid (B3) als unerlässlich für gesunde Nervenzellen. Kommt es zu einem Mangel an B-Vitaminen, so kann dies schließlich zu Entzündungen des peripheren Nervensystems und einer unzureichenden Ausbildung der Myelinscheiden führen.

Die Wirkungsweise der B-Vitamine ist vielfältig. Unter anderem können sie für funktionierende Leitungsbahnen sorgen. Dass die Einnahme von B-Vitaminen bei einer Degeneration der Marktscheide sehr gute Wirkung zeigen kann, ist keine neue wissenschaftliche Erkenntnis. Dies ist mittlerweile auch aus mehreren Studien und Tierversuchen bekannt. Ebenso weiß man schon seit langem, dass B-Vitamine bei einigen Nervenerkrankungen zu einer deutlichen Symptomverbesserung oder zu einer Verzögerung des Fortschreitens der Erkrankung führen können. In einigen Fällen kann ein gestörtes Gangbild durch die Verabreichung von einem Komplex an B-Vitaminen positiv beeinflusst werden. Von B1 ist bekannt, dass es zur Schmerzlinderung und Regeneration von geschädigten Nerven beitragen kann. So kann hochdosiertes Vitamin B1 nicht nur zur Linderung chronischer Schmerzen eingesetzt werden, sondern auch bei der Multiplen Sklerose und Trigeminusneuralgie.

Zwar gilt die allgemeine Meinung, dass in den heutigen Industrieländern gravierende Vitamin B1-Mängel fast nur bei Alkoholikern auftreten, doch auch Personen mit Lebererkrankungen und Verdauungs- und Resorptionsstörungen sollten ihren Vitamin B1-Status beobachten, um hieraus resultierende Folgeerkrankungen zu vermeiden oder bereits eingetretenen gesundheitlichen Beeinträchtigungen entgegenzuwirken. Dass das Vitamin B3 eine wesentliche Schlüsselrolle bei einer erfolgreichen Behandlung der Trigeminusneuralgie und anderen Erkrankungen der Nerven einnimmt, wurde bereits vor einigen Jahren durch die Harvard Medical School bekannt gegeben. Dort hatten Wissenschaftler herausgefunden, dass Niacinamid (B3) eine Degeneration der Isolationsschichten der Axone verhindern kann, was als eine wichtige Erkenntnis im Zusammenhang der Trigeminusneuralgie-Behandlung zu bewerten ist. Als ein weiteres sehr wichtiges B-Vitamin gilt das B6. Denn fehlt dem Körper Vitamin B6, kommt es zu diversen Stoffwechselstörungen: Blutarmut (Anämie), Verminderung der Beinreflexe, Hautveränderungen, Haarausfall, Schwächegefühl, Müdigkeit, Schwindel, schlechte Stimmung, erhöhte Leberwerte und Krämpfe. Ein Vitamin B6-Mangel kann auch nervöse Störungen und Reizbarkeit mit sich bringen, weil B6 im Nervensystem eine entscheidende Rolle spielt. Bei einem länger andauernden B6-Mangel kann sich beispielsweise eine Polyneuropathie entwickeln.

Ein Vitamin B6-Mangel entsteht nicht nur durch eine unzureichende Versorgung des Körpers mit diesem Vitamin, sondern auch diverse Vitamin B6-Räuber können zu einem Mangel führen. Hierzu gehören neben übermäßigem Konsum von Alkohol, Kaffee und zuckerhaltigen Lebensmitteln auch Medikamente wie Antirheumatika, Glukokortikoide und Antidepressiva.

Ein weiteres sehr wichtiges Vitamin bei der Trigeminusneuralgie-Behandlung ist Vitamin B 12. Es ist an der Blutgerinnung, dem Aufbau des gesamten Nervensystems und der Blutbildung im Knochenmark beteiligt. Der Körper benötigt es außerdem für gesunde Knochen, Zähne, Knorpel, Haut, das Immunsystem, zur Eisenverwertung und Entgiftungsarbeit.

Ein Mangel an Vitamin B12 äußert sich durch Müdigkeit, Blutarmut, Infektionsanfälligkeit, Bewegungsstörungen, depressive Verstimmungen und gestörte Wundheilung. Besonders ältere Personen, Raucher und chronisch schwermetallbelastete Patienten entwickeln leicht einen Vitamin B12-Mangel. Schon ein geringfügiger Mangel kann zu diversen Symptomen führen.

Bei der Neuraltherapie werden zur Behandlung der Trigeminusneuralgie häufig die Vitamine B1 und B12 in Kombination mit Procain und Aconit verwendet. Man vermutet, dass die Wirkung von B12 eine wichtige Rolle bei der Myelinproduktion spielt, sodass es mittlerweile zu den häufigsten verwendeten Nahrungsergänzungsmitteln gehört, die bei der Behandlung von Trigeminusneuralgien und anderen neurologischen Erkrankungen in Betracht kommen.

Mit einem Vitamin B12-Mangel ist häufig ein Folsäuremangel vergesellschaftet. Folsäure wird auch als der „Zwillingsbruder vom Vitamin B12" bezeichnet. Denn nur wenn sie beide gemeinsam vorhanden sind, können sie ihre volle Wirkung entfalten. Ist zu wenig Folsäure vorhanden, entsteht gleichzeitig ein B12-Mangel, weil die Folsäurespeicher im Gewebe inaktiv bleiben. Eine hohe Folsäure-Dosierung kann allerdings einen Vitamin B12-Mangel kaschieren. Es ist sinnvoll, beide Substanzen in stärkerem Maße einzunehmen, um die Balance zwischen diesen beiden Partnern zu gewährleisten.

Ein Folsäuremangel äußert sich durch neuropsychologische Ausfälle und sensible Polyneuropathien. Auch Depressionen oder das Restless Legs-Syndrom können aufgrund eines Folsäuremangels entstehen.
Von einem Folsäuremangel sind insbesondere Personen mit einer langfristigen Cortison-, Pillen- und Acetylsalicylsäureeinnahme betroffen, aber auch Kaffeetrinker und Raucher sollten auf eine ausreichende Folsäureversorgung achten.

Bei Personen, die krampflösende Medikamente einnehmen, ist aufgrund einer Kontraindikation auf die Einnahme von Folsäure zu verzichten.

Omega-3-Fettsäuren

Omega-3-Fettsäuren gehören zu den ungesättigten Fettsäuren und spielen bei vielen Stoffwechselfunktionen eine wichtige Rolle. Sie sind an so vielen Prozessen beteiligt, dass man ohne sie kaum zu gesundheitlichem Wohlbefinden gelangen kann.

So verhelfen sie nicht nur zu gesünderer Haut und vitaleren Haaren und Nägeln. Vielmehr sind sie notwendig für eine reibungslose Verdauung, den Fettstoffwechsel, das Immunsystem, eine verbesserte Gehirnleistung, Herz-Kreislauffunktionen bis hin zur Regulierung von Prostaglandinen (Gewebshormone). Letzteres kann einen positiven Einfluss auf die Entzündung bewirken, die durch die Trigeminusneuralgie verursacht wird. Darüber hinaus können Omega-3-Fettsäuren auch zur Reparatur zerstörter Zellstrukturen im Nervensystem eingesetzt werden.

Therapie aus umweltmedizinischer Sicht

Die Grundlage einer erfolgreichen Trigeminusneuralgie-Therapie aus Sicht der Umweltmedizin besteht aus mehreren Komponenten.

Die wichtigsten Therapiebausteine im Überblick:

1. Die Schadstoffquellen wie metallhaltiger unverträglicher Zahnersatz, Schimmelpilze, Wohngifte, schadstoffbelastetes Trinkwasser, Autoabgase etc. müssen beseitigt bzw. gemieden werden. Bei Schadstoffquellen zu Hause oder am Arbeitsplatz kann ein Sanierungsprogramm unter Umständen umfangreicher ausfallen. Denn wenn Holzschutzmittel, Spanplatten, imprägnierte Teppichböden oder Ledermöbel zu den körperlichen Schadstoffbelastungen geführt haben, ist die Schadstoffbeseitigung meistens mit einem größeren (Kosten-) Aufwand verbunden. Lassen Sie sich unbedingt von Fachleuten beraten, die über viel Erfahrung in diesem Bereich verfügen.

2. Die im Organismus gelagerten Schadstoffe müssen aus dem Körper ausgeleitet werden. Dies geschieht durch Entgiftungspräparate und -infusionen. Zu den häufig eingesetzten Präparaten zählen Chelate wie DMSA, DMPS und EDTA. Aber auch Zink, Selen, Vitamin C, Glutathion, Alpha-Liponsäure, Chlorella-Algen, Apfelpektin und Zeolith werden begleitend eingesetzt, da die Chelate für den Körper sehr belastend sind und sich nicht zur täglichen Einnahme eignen.
Als physikalische Entgiftungsmöglichkeiten, die den gesamten Entgiftungsprozess sinnvoll unterstützen, gelten Infrarotkabinen, Saunagänge, Elektrolyse-Fußbäder und basische Bäder als Voll- oder Fußbäder.

3. Die Entgiftungsorgane Leber, Niere und Darm müssen in ihrer Aktivität unterstützt werden. Insbesondere die Leber leistet bei einer Schwermetallbelastung Höchstleistungen und beschwert sich nicht durch Schmerzen, sondern vielmehr durch Müdigkeit, wenn ihr die Arbeit mal wieder zu viel wird. Um die Leber zu unterstützen, empfiehlt sich die Einnahme von Mariendistel und speziell auf die Leber abgestimmten Präparaten, die meistens auch Mariendistel enthalten.

4. Eine grundlegende Darmsanierung mit Probiotika einschließlich des Aufbaus der Darmschleimhaut (Leaky Gut) gehört zur Basistherapie, da die Darmflora durch Schadstoffe häufig aus ihrem Gleichgewicht geraten ist. Erst wenn der Darm wieder in sein gesundes Gleichgewicht mit einem ausgewogenen Bakterienmilieu geführt wird, lassen sich bestimmte Beschwerdebilder erfolgreich behandeln. Durch die Darmsanierung profitiert insbesondere die Verdauung, sodass sich Reizdarm, Blähungen und Verstopfungen nach einigen Monaten deutlich bessern.

5. Dem Körper fehlende Vitalstoffe sollten nach den durch einen Therapeuten festgestellten Defiziten in Form von Nahrungsergänzungsmitteln zugeführt werden. Erfahrungsgemäß sind dies Präparate wie Aminosäuren, Fettsäuren (Omega 3), Spurenelemente und Q10. Darüber hinaus sollten auch fehlende Vitamine und Mineralstoffe ergänzt werden.

6. Wenn eine Schadstoffbelastung in Kombination mit einem Virus auftritt, sollte eine Unterstützung des Immunsystems erfolgen. Je nach Virustyp ist es außerdem notwendig, diesen Virus zu beseitigen. Wenden Sie sich diesbezüglich unbedingt an einen erfahrenen Therapeuten.

Entspannungsmethoden

Bei der Behandlung der Trigeminusneuralgie steht die Vermeidung oder Abmilderung erneuter Attacken immer im Mittelpunkt. Hierbei geht es insbesondere darum, bekannte Auslöser möglichst zu vermeiden. Nicht immer gelingt dies, zumal diverse Trigger unvermeidbar sind. Einer der wichtigsten Auslöser jedoch, den man selbst beeinflussen kann, ist Stress. Im Umkehrschluss bedeutet dies, dass man durch die Vermeidung von Stress aktiv zu einer längeren schubfreien Phase beitragen kann. Somit sollten regelmäßig durchgeführte Entspannungsverfahren einen wesentlichen Bestandteil einer Trigeminusneuralgie-Behandlung ausmachen. Insbesondere, wenn die Entspannung den Kiefer- und Wangenbereich betrifft, zeigen sich die Entspannungstechniken häufig als sehr effektiv.
Für regelmäßige Entspannung bieten sich verschiedene Methoden an, die von individuellen Vorlieben abhängig sind.

Während bei einigen Personen das Hören von Entspannungsmusik für Stressabbau sorgt, können andere hingegen bei aktiven Entspannungsübungen besser abschalten. Sinnvoll ist es, zunächst verschiedene Ansätze auszuprobieren und sich schließlich für eine der Methoden zu entscheiden, die einem am besten gefällt und bei der man den Eindruck hat, dass diese am effektivsten wirkt. Am besten ist es, eine Methode auszuwählen, die auch Zuhause fortgeführt werden kann.

Die Wirksamkeit der Entspannungsverfahren macht sich bei einer regelmäßigen Anwendung meistens schon nach kurzer Zeit bemerkbar, indem sich alle funktionellen Störungen verbessern wie unter anderem Schlafstörungen, Verdauungsprobleme und Herz-Kreislauf-Beschwerden. Darüber hinaus kommt es auch zu einer Verbesserung verschiedener psychischer Symptome, sodass Ängste, Unsicherheiten, leichte Erregbarkeit und Nervosität nachlassen.

Im Folgenden werden Ihnen einige Möglichkeiten vorgestellt, die zu einer Stressreduzierung beitragen. Darüber hinaus gibt es noch einige weitere Methoden wie beispielsweise Yoga, Tai Chi und Eutonie.

Muskelrelaxation nach Jacobson

Diese Entspannungstechnik versetzt den Anwender in die Lage, auch in sehr unruhigen Umgebungen und Situationen zu entspannen und ruhig zu bleiben. Das auch als „Progressive Muskelentspannung" oder „Tiefenmuskelentspannung" bezeichnete Verfahren, das vor mehr als 70 Jahren von dem aus Schweden in die USA emigrierten Arzt Edmund Jacobson entwickelt worden ist, kann man relativ leicht erlernen. Im Mittelpunkt der Muskelrelaxation steht das bewusste Empfinden systematischen An- und Entspannens von Muskeln und Muskelgruppen. Wer in der Lage ist, den Unterschied zwischen muskulärer An- und Entspannung eindeutig wahrzunehmen, kann auch andere Spannungszustände im Körper leichter erkennen. Dies ist eine Voraussetzung für dieses Verfahren.

Die meisten Menschen nehmen Verspannungen ihrer Muskulatur erst dann wahr, wenn sie Schmerzen haben. Diese kommen durch viel Sitzen, langes Stehen, körperliches Arbeiten oder falsche hastige Bewegungen. Sie fühlen sich unwohl und gehetzt und sind sich nicht bewusst, dass sie selbst in der Freizeit nicht mehr richtig entspannen und loslassen können.

Körper und Seele stehen in enger Beziehung zueinander. Jacobson geht davon aus, dass seelische Belastungen zu Muskelverspannungen führen, die wiederum seelisches Unbehagen auslösen können. Entspannen sich die Muskeln, fühlt man sich insgesamt entspannt. Man ist ausgeglichen und lockerer. Durch das Vorbeugen werden Verspannungen häufig schnell erkannt. Das sogenannte Basisprogramm wird in bequemer Rückenlage (weiche Unterlage) geübt. Grundvoraussetzung für den Übungserfolg ist eine entspannte Atmung, bei der allein die Absenkung und Hochwölbung des Zwerchfells für das Ein- und Ausströmen der Atemluft sorgt.

Das zeigt sich durch Heben und Senken der Bauchdecke. Meist beginnt man die Übungen mit den Füßen: Sie werden zur sogenannten Zehenfaust angespannt, wobei die Zehen so weit wie möglich in Richtung Ferse gebeugt werden. Wenn möglich, sollte man die Muskeln immer so stark anspannen, dass sich ein Zittern bemerkbar macht. Anschließend werden Unterschenkel-, Oberschenkel-, Gesäß-, Bauch- und Beckenmuskeln angespannt.

Selbst die Gesichtsmuskeln bleiben nicht ausgespart. Die Spannung wird zwischen 2 und 4 Sekunden gehalten, dann abrupt gelöst. Nun schließt sich die wichtige Phase an, in der die Entspannung wahrgenommen wird. Dabei soll man sich intensiv auf das entsprechende Körperteil konzentrieren. Mindestens 2 – 4 Wochen konsequentes Training sind erforderlich, um bereits nach wenigen Minuten den gewünschten Entspannungszustand zu erreichen. Bis zu einem Vierteljahr Trainingsdauer muss man einplanen, bis man in der Lage ist, in wenigen Augenblicken und an jedem beliebigen Ort in eine tiefe Entspannung zu sinken.

Die Faustregel lautet wie bei allen Entspannungsmethoden: Regelmäßiges Üben ist wichtiger als langes Üben.

Entstehen Pausen von mehr als 4 Tagen, beginnt der Muskel zu vergessen, was er an Entspannungsfähigkeit erlernt hatte. Fortgeschrittenen genügen schon 5 Minuten intensives Training alle 4 Tage, um die optimale Entspannungsbereitschaft der Muskeln zu erhalten.

Meditation

Viele Meditationstechniken haben ihren Ursprung in religiösen Traditionen, besonders in fernöstlichen Lehren ist die Meditation ein wichtiger Bestandteil.

In den 1970-er Jahren schwappte eine regelrechte Meditationswelle von Asien hinüber in die westliche Welt. Im Laufe der Zeit wurden viele Methoden an die westlichen Vorstellungen und Bedürfnisse angepasst, was dazu geführt hat, dass wir mittlerweile über ein riesiges Angebot an Meditationen verfügen.

Die Meditation ist eine sehr effektive Technik, wenn es darum geht, Stress aus dem Alltagsleben zu verarbeiten, der bewusst oder unterbewusst belastet und die Entspannung am Abend erschwert. Bei Meditationsübungen geht es meist um die innere Konzentration auf die Atmung, ein Wort, Objekt oder das eigene Körperempfinden, um die Gedanken zu beruhigen und sich zu entspannen. Den meisten Menschen fällt es anfangs nicht ganz leicht, sich zu konzentrieren, oder sie kommen sich „komisch" vor, wenn sie beispielsweise minutenlang ein bestimmtes Wort wiederholen sollen.

Doch Meditation ist wie ein „mentaler Muskel". Das bedeutet, je öfter die Meditationstechniken praktiziert werden, desto leichter und selbstverständlicher wird es. Zum Erlernen der Meditation kann es sehr hilfreich sein, eine Meditationsgruppe aufzusuchen, bei der man eine Anleitung durch einen Lehrer erhält. Für Zuhause sind auch Meditations-CDs ein sehr geeignetes Hilfsmittel.

Phantasiereisen

Phantasiereisen bezeichnet man auch als Traumreisen. Hierbei liegt man mit geschlossenen Augen auf einer Bodenmatte und verfolgt in seinen Gedanken die Geschichte, die der Therapeut vorliest oder erzählt. Diese gedankliche Reise kann beispielsweise an einen bekannten Strand oder einen Fernsehturm führen, sich in einer Gaststätte abspielen oder in einem Heißluftballon, der über einer unbewohnten Insel schwebt. Der Phantasie sind hier keine Grenzen gesetzt, und es liegt im Ermessen des Therapeuten, mit welchem Thema sich die Phantasiereise beschäftigt. Der Vorleser spricht mit einer ruhigen und langsamen Stimme, und hält zwischen den einzelnen Sätzen kurze Pausen ein.

Während dieser Reise schaltet man völlig ab. Alle anderen Gedanken, die man zuvor noch hatte, sind verschwunden, weil man sich ganz auf die Reise einlässt. Wenn man die Phantasiereisen Zuhause fortführen möchte, kann man seinen Partner bitten, eine Reise zu erzählen oder vorzulesen.

Qi Gong

Qi Gong kommt aus der Traditionellen Chinesischen Medizin (TCM) und wird in China bereits seit Jahrtausenden praktiziert. Das Wort Qi Gong steht für Lebensenergie, wobei „Qi" Energie bedeutet und „Gong" Übung oder Arbeit heißt. Die TCM geht davon aus, dass sogenannte Meridiane die Kanäle im Körper sind, durch die die Lebensenergie Qi fließt. Jeder Meridian ist mit einer Organgruppe oder einem einzelnen Organ verbunden. Durch Blockaden von Meridianen kann die Lebensenergie nicht mehr störungsfrei fließen, sodass es zu Beeinträchtigungen von Körper und Seele kommt, die sich als gesundheitliche Beschwerden äußern.
Das Ziel von Qi Gong ist es demnach, Blockaden zu vermeiden oder aufzulösen und die Lebensenergie zu stärken, indem Energie gesammelt wird. Durch das Ansammeln von ausreichender Energie soll es möglich sein, mit Stress und Krankheiten besser umzugehen. Es erfolgt eine Aktivierung der Selbstheilungskräfte, bereits bestehende Erkrankungen sollen positiv beeinflusst werden.
Die gymnastischen Übungen werden in aufrechter Position durchgeführt, damit die Energie (Qi) ohne Blockaden fließen kann. Qi Gong umfasst unterschiedliche Bewegungsübungen in Kombination mit Entspannungs- und Atemtechniken und dient der Harmonisierung von körperlichen und mentalen Prozessen.

Der Wirkmechanismus von Qi Gong wird auf eine Regulation des vegetativen Nervensystems zurückgeführt.

Dass sich Qi Gong schmerzlindernd auswirken kann, wurde insbesondere an den südenglischen Universitäten in Plymouth und Exeter durch zahlreiche Studien nachgewiesen. In zwei Studien wurde sogar festgestellt, dass Qi Gong gegenüber einer medikamentösen Behandlung im Vorteil war.

Autogenes Training

Autogenes Training basiert auf der Erkenntnis, dass durch das Wiederholen bestimmter Formelsätze ein Entspannungszustand erreicht werden kann. Hierfür konzentriert man sich mit geschlossenen Augen zum Beispiel auf: „Mein linker Arm ist ganz schwer", oder „Mein rechter Fuß ist warm". Während dieser Konzentration auf die jeweiligen Körperteile stellt sich automatisch Entspannung ein.

Autogenes Training bedarf einiger Übung, sodass die Anwendungen nach ca. 6 Wochen und 1 - 2 wöchentlichen Sitzungen in Eigenregie auch Zuhause fortgeführt werden können. Das Erlernen des Autogenen Trainings erfolgt meistens in kleinen Gruppen. Der positive Effekt des Autogenen Trainings äußert sich nicht nur durch einen Erholungseffekt und Stressreduzierung, sondern auch durch eine Verbesserung des Allgemeinbefindens.

Umgang mit den Schmerzen

Der Begriff Schmerz lässt sich auf das Altgriechische „smerdnos" und „smerdaléos" zurückführen. Dort bedeutet es „schrecklich", „grässlich" oder „furchtbar". Das ist sehr passend, denn Schmerzen sind für den betroffenen Menschen in der Tat schrecklich. Bei einer Trigeminusneuralgie ist der Schmerz sogar so intensiv ausgeprägt, dass er als der stärkste Schmerz beschrieben wird, den man überhaupt kennt. Nicht ohne Grund wird dieser Zustand von den Betroffenen als die Hölle auf Erden beschrieben. Doch wer nicht selbst einmal diese Attacken am eigenen Körper erfahren hat, der kann kaum nachempfinden, was es tatsächlich heißt, diese Hölle ertragen zu müssen.

Dabei muss man sich vorstellen, dass die Schmerzattacken auch in sehr kurzen Intervallen, in Bruchteilen von Sekunden hintereinander, sogar bis zu 100-mal täglich auftreten können. Besonders der Bereich des Unterkiefers und die mittlere Gesichtshälfte sind von diesen Schmerzen betroffen. Für einen Menschen, der dies nie erlebt hat, ist alleine schon der Gedanke daran total schrecklich. Kaum vorstellbar, wie es sein muss, wenn man permanent tausende scharfe messerstichartige Schmerzattacken im Gesicht verspürt.

Aus lauter Verzweiflung schlägt so manch Betroffener seinen Kopf gegen die Wand, in der Hoffnung, dass der Schmerz

hierdurch nachlassen würde. Ist die Attacke schließlich überstanden, fühlt man sich völlig erschlagen und erschöpft.
Aber anstatt nun froh zu sein, dass die Attacke vorüber ist, kommt die Panik vor dem nächsten Anfall. Denn jederzeit und an jedem Ort kann die nächste Attacke zuschlagen. Diese stetige Angst vor einer erneuten Attacke, der Umgang mit den Schmerzen und das Aushalten der Höllenqualen machen das Leben zu einer ziemlichen Qual. So ist es bei schwerwiegenden Fällen nicht selten, dass sich zur Trigeminusneuralgie Depressionen hinzugesellen, die sogar von Selbstmordgedanken begleitet werden. Die Trigeminusschmerzen unterscheiden sich nicht nur durch ihre Intensität und Häufigkeit von anderen Schmerzen, sondern auch in ihrer Behandlungsweise. Denn trotz vieler heutzutage verfügbarer Schmerzmedikamente lassen sich die durch eine Trigeminusneuralgie verursachten Schmerzen in der Regel nicht durch diese Präparate in den Griff bekommen. Statt Schmerzmedikamenten werden meistens Präparate eingesetzt, die eigentlich zur Behandlung von Epilepsie vorgesehen sind.

Mitunter kann es aber vorkommen, dass die Beschwerden trotz diverser Maßnahmen fortbestehen und beängstigende Ausmaße annehmen. In einigen Fällen wird eine stationäre Behandlung erforderlich, um den Schmerz unter Kontrolle zu bringen. An diesem Punkt kann ein Aufenthalt in einer Schmerzklinik sinnvoll sein, da diese häufig über besondere Konzepte bzw. umfangreiche Erfahrungen in der Therapie der Trigeminusneuralgie verfügen.

So erfolgt zu Beginn der Behandlung in einer Schmerzklinik häufig ein sogenannter Analgetika-Test, durch den das am besten wirkende Medikament für den Patienten ermittelt wird. Schmerzkliniken nutzen gewöhnlich Methoden aus der so genannten speziellen Schmerztherapie. Dabei kommt oftmals nicht nur eine einzige Therapiemethode zum Einsatz, sondern es werden mehrere Methoden miteinander kombiniert, um ein optimales Ergebnis zu erzielen. Durch einen intensiven täglichen Kontakt zwischen Arzt und Patient können kurzfristige Anpassungen an das Behandlungskonzept erfolgen. Letztendlich zählt auch immer die Erfahrung des Arztes, die dieser in seiner bisherigen beruflichen Tätigkeit im Bereich der Schmerzbehandlung gemacht hat.

Die Behandlung der Schmerzen gehört immer in fachliche Hände der Schmerzmedizin. Die hier tätigen Spezialisten verfügen über eine schmerztherapeutische Ausbildung und in der Regel über ein fachübergreifendes Denken. Wenn sich trotz intensiver Bemühungen und verschiedener Methoden die Schmerzen als schwer behandelbar erweisen und längerfristig bestehen bleiben, wird sich die Therapie meistens nicht auf rein körperliche Maßnahmen beschränken. Von besonderer Wichtigkeit sind in diesem Stadium zusätzliche und ergänzende psychologische oder psychotherapeutische Maßnahmen, um den Umgang mit den chronischen Schmerzen zu unterstützen.

Psychotherapie als Unterstützung

So komplex sich eine Trigeminusneuralgie darstellt, so komplex muss man ihr oftmals auch in der Behandlung begegnen. Da die Erkrankung immer äußerst individuell verläuft, sind für den einzelnen Betroffenen immer sehr persönlich zugeschnittene Therapiekonzepte erforderlich. Neben zahlreichen Möglichkeiten, die Trigeminusneuralgie mithilfe von Medikamenten, naturheilkundlichen Verfahren oder operativen Eingriffen unter Kontrolle zu bringen, kann auch eine Psychotherapie in Betracht kommen. Denn je nach Ausprägung und Verlauf der Krankheit wird die Psyche zwangsläufig sehr arg strapaziert. In einzelnen Fällen vermag es auch die Psyche sein, die die Erkrankung überhaupt erst auslöst oder zumindest begünstigt, aber dies macht nur einen geringen Anteil der Patienten aus. Bei sehr vielen Patienten sind es vielmehr der Umgang mit der Krankheit als solche, die unerträglichen Schmerzen und die starke Beeinträchtigung der Lebensqualität, die eine psychologische Unterstützung erforderlich machen können.

Aus welchem Grund heraus schließlich das Bedürfnis entsteht, sich psychologische Hilfe zu suchen, sollte letztendlich egal sein. Wichtig ist es in jedem Fall, dass man rechtzeitig den Zeitpunkt erkennt, an dem diese Hilfe nötig wird. Viele Menschen, die noch nie eine Psychotherapie durchgeführt haben, bekommen allerdings Panik, sobald sie das Wort „Psychotherapie“ nur hören. Das ist nachvollziehbar, denn wer hat nicht dieses Bild im Kopf von einer Couch und einem daneben sitzenden Therapeuten, der das Leben komplett auseinanderpflückt, bis kein Stein mehr auf dem anderen liegt. Bis man am Ende sein gan-

zes Leben in Frage stellt, weil dieses mit Problemen vollkommen zugepflastert zu sein scheint. Und natürlich ist da auch die Angst, dass unter diesen Steinen so manch unerwünschtes Ding herausgekramt wird, das man eigentlich am liebsten dort gelassen hätte.
Die Gedanken an eine Psychotherapie sind bei den meisten Menschen nicht gerade positiv besetzt. So sind die Gedanken daran mit vielen Ängsten und Unsicherheiten behaftet, und im Grunde hofft man, dass man solch eine Therapie niemals im Leben absolvieren muss.

Um Ihnen ein wenig die Angst vor einer Psychotherapie zu nehmen, lassen Sie uns hinterfragen, was sich eigentlich genau hinter dieser Behandlungsform verbirgt. Eigentlich ist die Psychotherapie ein Sammelbegriff für verschiedene Methoden, die seelische Probleme aufdecken und behandeln können. Neben der Psychoanalyse gibt es die Gesprächspsychotherapie, die Verhaltenstherapie, sowie die Partner- und Familientherapie.
Jede dieser Therapieformen kann als Einzel- oder Gruppensitzung erfolgen. Häufig werden verschiedene Behandlungsmethoden miteinander kombiniert.

Gesprächstherapie als Einzelsitzung

Man unterscheidet hierbei zwischen aufarbeitenden Interventionsstrategien und Therapien, die den Patienten begleiten und stützen.

In einer Gesprächstherapie wird beispielsweise ergründet, ob psychische Auslöser zur Erkrankung geführt haben oder diese als Trigger wirken. Auch die persönlichen Einschränkungen und Belastungen, die aufgrund der Trigeminusneuralgie entstehen, kommen hier zur Sprache. Wie geht man mit dem Schmerz um? Wie hält die Partnerschaft die Krankheit aus? Wie sieht das Umfeld aus – gibt es gute Freunde, die helfend zur Seite stehen?

Da in diesen Gesprächen sehr persönliche Dinge zur Sprache kommen, ist es für den Therapieerfolg ganz wichtig, dass ein gesundes Vertrauensverhältnis zum Therapeuten aufgebaut werden kann.
Wie häufig und in welcher Form diese Sitzungen stattfinden, hängt immer von der therapeutischen Notwendigkeit ab. Bei schwerwiegenden Fällen, die mit Depressionen, Angst- und Persönlichkeitsstörungen oder schwerwiegenden Traumatisierungen einhergehen, ist meistens eine besonders intensive Einzeltherapie angezeigt.

Gruppenpsychotherapie

Therapien in einer Gruppe erfolgen in der Regel in Kliniken wie beispielsweise Kurkliniken. Häufig sind sie eine Ergänzung zu Einzelsitzungen. Zu Beginn der Therapie erfolgt eine behutsame Einführung des Patienten in die Gruppe, sodass er sich nicht überfordert fühlt und sich in das Gruppengefüge integrieren kann. Es geht darum, sich zu öffnen, miteinander zu kommunizieren. Das fällt nicht jedem leicht. Manche müssen sich schwer überwinden, andere finden den inneren Zugang zur Gruppe nicht wirklich. Aber auch ein kleiner Schritt kann ein großer sein. Denn in der Gruppe wächst schnell ein Gemeinschaftsgefühl, das jedem Einzelnen sehr viel geben kann.

Durch die Tatsache, dass man nicht alleine ist mit schlimmen Erfahrungen, Erlebnissen oder psychischen Belastungen wird vieles einfacher. Aber es gibt auch Menschen, die sich dieser Kommunikation verschließen, nicht weil sie es absichtlich tun, sondern weil es einfach nicht geht. Vielleicht sitzt der Schmerz zu tief oder die Scham, darüber zu reden, ist unüberwindbar. Hier sind dann Einzelgespräche sinnvoller.

Wer jedoch die Chance einer Gruppentherapie nutzen möchte, hat hierbei wertvolle Möglichkeiten, in einem geschützten Umfeld von seinen Erlebnissen, Hemmungen, Sorgen und Ängsten zu sprechen. In der Gruppe sitzen viele Gleichgesinnte, die ähnliche Erfahrungen aufgrund ihrer chronischen Erkrankung gemacht haben. Sie alle wissen, was es heißt, wenn ihre Krankheit das ganze Leben bestimmt und womöglich ruiniert. Sie haben möglicherweise auch erfahren, dass der Partner aus lauter Panik heraus die Flucht ergriffen hat, dass man seinen Arbeitsplatz verloren hat, und die Freunde weniger geworden sind. Sie alle wissen, wie es sich anfühlt, aufgrund der Krankheit von der Gesellschaft isoliert zu werden. Durch ein funktionierendes Gruppengefüge kann man in diesen Gesprächen aufgefangen werden, sein verlorengegangenes Selbstvertrauen wieder aufbauen, seine Minderwertigkeitsgefühle leichter ablegen.

Und hat man zwischendurch einen schwachen Moment, so findet man in der Gruppe einen festen Halt. Man fragt die anderen, wie sie mit ihren Schmerzattacken umgehen. Welche Vermeidungsstrategien wenden sie an, um erneute Attacken zu verhindern? Und welche Therapien haben ihnen geholfen?

Man erkennt in einer Gruppe, dass man mit seinen Problemen nicht alleine ist. Man ist unter Gleichgesinnten, hier traut man sich, auch unangenehme Fragen zu stellen, auf die man eine Antwort bekommt, mit der man etwas anfangen kann. Denn man befindet sich sozusagen auf Augenhöhe und erlebt gemeinschaftliche Therapieerfahrungen, die das Auseinandersetzen mit seinen eigenen Gefühlen und Lebensgeschichten sehr vereinfachen kann. Eine Gruppentherapie ist also äußerst wertvoll, wenn es darum geht, sich besser zu verstehen und seine Probleme aufzuarbeiten.

Durch Rollenspiele, die in Gruppentherapien durchgeführt werden, können Konflikte aufgearbeitet werden. So wird das eigene Verhalten von anderen Teilnehmern ausgewertet, und neue Erkenntnisse treten hervor. Die Gruppe ermöglicht dadurch, dass die einzelnen Teilnehmer wertvolle Rückmeldungen und Anregungen erhalten, wie sie ihr Verhalten zukünftig ändern sollten.

Durch eine gut funktionierende Gruppendynamik wird man durch die Therapiewochen getragen, und in vielen Fällen entwickeln sich tiefe und sehr wertvolle Freundschaften, die ein Leben lang anhalten.

Verhaltenstherapie

Die Verhaltenstherapie zielt darauf ab, dass man sein bisheriges Verhalten gemeinsam mit dem Therapeuten analysiert und für die Zukunft ein Verhalten lernt, das vor einer Lebensweise schützt, die möglicherweise zu der Erkrankung geführt hat. So kann man falsche Verhaltensmuster ablegen, die das Leben bisher erschwert haben.

Das ist mitunter ein sehr langer Prozess, denn Verhaltensmuster prägen sich sehr oft in der Kindheit und werden dann, wie selbstverständlich, „mitgeschleppt". Und meistens geschieht dies ganz unbewusst, weil diese Muster in unserem Unterbewusstsein wie ein Chip abgespeichert sind. Aber auch das Verständnis für das eigene Ich, die Frage, was für einen selbst gut ist und was nicht, gehört zu den verhaltenstherapeutischen Ansätzen dazu. Das Treffen von Entscheidungen ist ebenfalls wieder zu lernen. Auch das Nein und Ja zu sagen, muss von vielen Patienten (neu) erlernt werden.

Der soziale Kontakt hat während der Erkrankung wahrscheinlich stark gelitten, und der Rückzug in die Isolation hat Spuren hinterlassen. Der Betroffene muss erst wieder lernen, in langsamen Schritten auf die Welt da draußen zuzugehen und mit ihr umzugehen.

Denn es ist nicht einfach, wieder da anzufangen, wo man vor der Krankheit seinerzeit mal aufgehört hat. Es ist ein Lernprozess, wieder mit anderen Menschen zu kommunizieren, umzugehen und Vertrauen zu schenken.

Fazit

Aus vielen Erfahrungsberichten chronisch kranker Patienten ist mir bekannt, dass leider viele Erkrankungen allzu oft und viel zu schnell sozusagen auf die ‚Psychoschiene' gesetzt werden. Dies ist häufig dann der Fall, wenn keine Ursache für eine Erkrankung erkennbar wird oder die ergriffenen Behandlungsmethoden nicht zu der erhofften Linderung geführt haben oder gänzlich erfolglos bleiben. Hierbei wird allerdings nicht berücksichtigt, dass eventuell nicht wirklich alle diagnostischen Möglichkeiten ausgeschöpft wurden oder die schulmedizinische Sichtweise einfach an ihre Grenzen gestoßen ist.

Das, wofür ich an dieser Stelle sensibilisieren möchte, ist die allzu schnelle und leichtfertige Psychiatrisierung, die meist dann erfolgt, wenn der behandelnde Arzt mit seinem Latein am Ende angelangt ist. In diesem Moment besteht die große Gefahr, dass die tatsächliche Ursache unentdeckt bleibt, weil keine weiteren diagnostischen Maßnahmen mehr ergriffen werden und dem Patienten stattdessen jahrelange Odysseen durch Psychotherapien bevorstehen, ohne dass diese ihm möglicherweise einen wirklichen Nutzen bringen.

Bei der Trigeminusneuralgie geht es hauptsächlich darum, mithilfe einer Psychotherapie die Erkrankung erträglicher zu gestalten und den Umgang mit der Krankheit und dem Schmerz zu erleichtern. Die Psychotherapie sollte schließlich dazu verhelfen, die eingeschränkte Lebensqualität zu verbessern und auch das Ausgrenzen von der Umwelt zu lindern. Dem Betroffenen soll sie schließlich wieder Mut machen, die Panik vor den Schmerzattacken lindern und Wege zur Entspannung aufzeigen. Gegen den eigentlichen Schmerz kann die Psychotherapie zwar nichts ausrichten, aber die Psyche kann gestützt werden und das Selbstwertgefühl, das sich durch die Krankheit oft auf dem Nullpunkt befindet, gesteigert werden. Diese Unterstützung ist umso wichtiger, je ausgeprägter die Erkrankung ist, und je öfter die Attacken auftreten.

Es sollte bei der Psychotherapie also nur in den berechtigten Fällen darum gehen, die Trigeminusneuralgie als eine psychosomatische Erkrankung wie eine „Schmerzverarbeitungsstörung" oder einen „psychogenen Schmerz" anzusehen.

Dieser Zeitpunkt liegt allerdings dann noch nicht vor, wenn die moderne Medizin an ihre Grenzen gestoßen zu sein scheint. Das heißt, auch wenn nach schulmedizinischem Verständnis keine Ursache für chronische Schmerzen vorliegt, so bedeutet dies noch lange nicht, dass diese nicht existieren oder Schmerzen nur vorgetäuscht werden. Viel zu vielen Betroffenen mit chronischen Schmerzen wird an dieser Stelle leider Unrecht getan.

Beispielsweise erfahre ich immer wieder von Patienten, bei denen nach einer jahrelangen Reise durch unendlich viele Praxen und Kliniken letztendlich eine Schadstoffbelastung als Ursache ihrer Erkrankung festgestellt wurde, und die Beseitigung dieser Substanzen beachtliche gesundheitliche Fortschritte erbrachte.

Selbsthilfegruppen - eine oft unterschätzte großartige Hilfe

Man ist nicht allein – das ist oft die erste Erkenntnis, die man gewinnt, wenn man sich einer Selbsthilfegruppe anschließt, in der man Gleichgesinnte trifft. Der Erfahrungsaustausch mit ebenso erkrankten Menschen ist oft eine unvorstellbare Hilfe. Besonders wenn man seine Diagnose gerade erst erhalten hat und im Umgang mit seiner Erkrankung noch sehr unsicher ist, kann der Kontakt zu Gleichgesinnten, die ganz ähnliche Erfahrungen gemacht haben, eine wertvolle Stütze sein. Dies gilt umso mehr, wenn das Aufgehobensein auf ärztlicher Seite fehlt, und es in der behandelnden Praxis hauptsächlich um die technische Abwicklung der Krankheit geht. Aber auch als Ergänzung zur ärztlichen Beratung ist eine Selbsthilfegruppe äußerst wertvoll.

Menschen, die sich Selbsthilfegruppen anschließen, haben gemeinsam, dass sie sich mit Gleichgesinnten austauschen möchten, Ratschläge suchen und auch welche geben möchten. Selbsthilfe ist Geben und Nehmen, man teilt die Probleme und steht nicht mehr allein mit seinen Sorgen und Nöten, die die Trigeminusneuralgie mit sich bringt. Die wichtigste Voraussetzung zur Teilnahme ist der Wille, dass man sich selbst helfen möchte, denn nur mit Eigenverantwortung wird die Mitgliedschaft in einer Selbsthilfegruppe erfolgreich.

Wenn Sie neu zu einer Gruppe stoßen, können Sie davon ausgehen, dass Ihre Leidensgenossen Ihnen schon einige Zeit an Erfahrung voraushaben. Sie kennen möglicherweise gute Tipps, können Ihnen wertvolle Adressen empfehlen und auf Ihre Probleme eingehen wie kein anderer. Denn wer kann einen besser verstehen als jemand, der dieselben Probleme hat wie man selbst, und ist es nicht Gold wert, wenn Sie aus den Erfahrungen anderer lernen können? Nicht nur, dass es sich unter Leidensgenossen einfacher reden lässt, und Ballast von der Seele fällt – die Ratschläge, die man von Gleichgesinnten erhalten kann, sind oft so wertvoll, dass Sie sich womöglich ärgern werden, den Schritt in eine Selbsthilfegruppe nicht schon viel eher gegangen zu sein. Möglicherweise hätte Ihnen das viel Leid, Zeit und Geld erspart, wenn Sie das hier erlangte Wissen schon viel früher erhalten hätten. Sicher, Sie haben anfangs mühevoll versucht, Ihre Krankheit selbst in den Griff zu bekommen, das ist nur allzu verständlich.

Aber warum soll man sich das Leben unnötig schwer machen, wenn man auf so wertvolle Erfahrungen Gleichgesinnter zurückgreifen kann? Warum soll man daheim allein mit seinen Sorgen kämpfen und versuchen, das Rad neu zu erfinden, wo es doch so viele weitere Tausende ebenfalls an Trigeminusneuralgie erkrankte Menschen gibt, die dieses Schicksal mit einem teilen.

Aus Erfahrung zeigt sich immer wieder, dass der Austausch mit Gleichgesinnten eine enorme Unterstützung sein kann. Denn bei Personen, die sich genauso wie Sie mit den Sorgen einer Trigeminusneuralgie auseinandersetzen, können Sie sicher sein, dass diese eine aufrichtige Meinung ohne weitere Interessen kundtun. Und außerdem erfahren Sie hier auch meistens ganz unverblümt und ehrlich, welche Methoden bei ihnen geholfen haben und welche nicht. Auch die hier erhältlichen Empfehlungen über gute Therapeuten und Kliniken sind mit Geld nicht zu bezahlen.

Schließlich bietet das Eintreten in eine solche Gruppe auch eine gute Möglichkeit, um weiter am sozialen Leben teilzuhaben und einer Isolation vorzubeugen. Gemeinsam lassen sich auch Projekte anstreben, um auch anderen Betroffenen Mut zu machen. Dies wirkt nicht nur der gesellschaftlichen Isolation entgegen, sondern der Fokus wird nicht mehr alleine auf die eigenen Sorgen gelegt.

Wenn Sie die Selbsthilfegruppe zum ersten Mal aufsuchen, lassen Sie Ihre Scham zuhause. Denken Sie daran, dass hier nur Menschen sitzen, die genau die gleichen Probleme haben wie Sie. Und wer wird Sie am besten verstehen? Ja, die Menschen, die genau wissen, was Sie schon durchgemacht haben oder in welcher Situation Sie sich gerade befinden. Alles in einer Selbsthilfegruppe verläuft völlig unverbindlich – und weitestgehend auch anonym. Denn all das, was die Teilnehmer zur Sprache bringen, sollte nicht nach außen getragen werden.

Ob in Ihrer Nähe eine für Sie passende Selbsthilfegruppe existiert, erfahren Sie über das Gesundheitsamt Ihrer Stadt oder Ihres Kreises. Wenn Sie keine passende Gruppe in Ihrer Region finden, können Sie selbst auch die Initiative übernehmen und eine Gruppe gründen. Wenden Sie sich dafür an die entsprechende Anlaufstelle Ihrer Stadt, oder fragen Sie Ihren Arzt, ob Sie im Wartezimmer einen Aushang veröffentlichen dürfen, um Gleichgesinnte zu finden. Auf diesem Aushang können Sie beispielsweise schreiben: „Suche Patienten mit Trigeminusneuralgie zum Erfahrungsaustausch".

Hilfe durch Familienangehörige und Freunde

Eine Trigeminusneuralgie kann aufgrund der enormen Schmerzintensität zu einer großen körperlichen und psychischen Herausforderung werden. Ab dem Tag der Diagnose beginnt möglicherweise ein anderes Leben, in dem sich vieles verändern wird. Es ist eine Zeit mit Achterbahnfahrten, in denen die Gefühle rauf und runter fahren, und der Körper und die Seele zahlreiche Hochs und Tiefs überstehen müssen. In so einer Ausnahmesituation wird sich zeigen, wer einem tatsächlich nahe steht, einem beisteht und in der Lage ist, zu motivieren und zu trösten, auch wenn es noch so schwer fällt.

Wenn die Trigeminusneuralgie schwer ausgeprägt ist, wird sich mit der Zeit herausstellen, wer auch in dem „neuen Leben" noch zu den engen vertrauenswürdigen Familienangehörigen gehören wird und wer wirklich ein Freund ist. Seien Sie sicher – dass sich so manche Überraschung zeigen wird. Zwar werden einige vermeintlich gute Freunde in dem neuen Leben keine Rolle mehr spielen, aber erfreulicherweise kommen auch einige neue Freunde und Bekannte hinzu. Nämlich meist diejenigen, die selbst schon so manchen Schicksalsschlag erlitten haben und wissen, in welch deprimierter Situation Sie

sich befinden. Und auch in Gleichgesinnten, wie etwa anderen Patienten mit einer Trigeminusneuralgie, werden Sie wichtige Wegbegleiter und Vertraute finden. Dabei werden Sie feststellen, dass der Austausch mit Menschen, die sich so fühlen wie Sie, oft wertvoller sein wird als manches Arztgespräch.
Ganz automatisch reduziert sich meistens der bisherige Freundeskreis gravierend, denn nicht jeder dieser Freunde möchte sich mit Ihrer Krankheit beschäftigen. Da hilft es oftmals nur, diese Einstellung zu akzeptieren, denn es ist mühsam, Menschen in ihren Grundstrukturen zu verändern, die auf ein oberflächliches Leben ausgerichtet sind und Probleme und Krankheiten am liebsten ignorieren und aus ihrem Leben ausklammern.

Doch häufig sind es Unbeholfenheit und Unsicherheit, wie man mit einem chronisch kranken Menschen umgehen soll. Das Problem ist, dass man einen Umgang mit solchen Situationen in keiner Schule lernt. Hier zählen vielmehr die Lebenserfahrung, die menschliche Intuition und eine gehörige Portion Einfühlungsvermögen und Sensibilität. Frauen fällt es häufig leichter als Männern, sich zu kümmern und eine hilfreiche Stütze zu sein. Wer krank ist, hat leider viele schlechte Tage. An diesen ist man nicht in der Lage, zum 50. Geburtstag des Nachbarn zu kommen, regelmäßig zum Kegelabend zu gehen oder an sonstigen gemeinsamen Freizeitaktivitäten teilzunehmen, die bis vor der Erkrankung ganz selbstverständlich waren.
Anfangs wird noch viel Verständnis dafür aufgebracht, wenn man immer wieder gutgemeinte Einladungen absagt. Auch zahlreiche fürsorgliche Telefonate bringen emotionale Unterstützung und Abwechslung in den tristen Alltag. Aber je länger die Erkrankung andauert, desto weniger werden die Besuche und Telefonate. Denn irgendwann hat sich der Freundeskreis einfach daran gewöhnt, dass man nicht mehr an gemeinschaftlichen Unternehmungen teilnimmt und sich stattdessen lieber zuhause einigelt.

Umso mehr sollte man die oft sehr aufopfernde Unterstützung der Menschen schätzen, die sich alle Mühe geben, einen durch die Krankheitszeit zu begleiten. Aber auch das will gelernt sein, nämlich die angebotene Hilfe anzunehmen. Wer bisweilen ein völlig selbständiger und selbstbestimmender Mensch war, sieht sich mit viel Unbehagen in dieser neuen Situation. Dabei ist es manchmal gerade diese Unterstützung, die einem hilft, die Krankheit zu überstehen. Sie kann zu einer großen Motivation und einem wichtigen Ansporn werden, sich auch aktiv anzustrengen, die Krankheit anzunehmen. Denn bedenken Sie, dass auch Ihre Familie und gute Freunde mit Ihnen leiden. Und das Schlimme daran ist, dass diese sich oft so hilflos fühlen. Sie würden Ihnen am liebsten aus tiefstem Herzen vieles von Ihrer Last abnehmen, und sei es, mal einen Tag der Schmerzen zu übernehmen.

Darüber hinaus sind die Angehörigen und guten Freunde häufig auch sehr wichtige Stützen, wenn es um die Aufklärung des Umfeldes geht. Sie erleben die Krankheit hautnah, sie können sie erklären und dem Bekanntenkreis vermitteln, indem sie von dem Leben mit der Trigeminusneuralgie erzählen. Dies ist ein wichtiger Aspekt, wenn es um das gesellschaftliche Leben geht.

Denn weil diese verflixte Krankheit in den anfallsfreien Zeiten optisch nicht wahrnehmbar ist, ist es für Außenstehende oft schwierig, den Betroffenen als wirklich krank anzusehen. Sie können sich nicht vorstellen, wie vernichtend, zermürbend und niederschmetternd die Schmerzen sein können, und dass diese mithilfe von Medikamenten nicht in den Griff zu bekommen sein sollen. So kann es zum Leidwesen der Betroffenen nicht selten zu unliebsamen Fehleinschätzungen kommen, die da lauten, man solle sich nicht so anstellen. Andere Menschen hätten schließlich auch Schmerzen und würden diese mit ein paar Schmerztabletten erträglich machen.

Solche ungerechtfertigten Äußerungen führen dann nicht selten dazu, dass sich schon manch ein Patient gewünscht hat, lieber zwei Beine gleichzeitig gebrochen zu haben als von einer Krankheit betroffen zu sein, die kaum jemand kennt, die niemand sieht und keiner so richtig versteht. Und als wäre man mit der Krankheit als solche nicht schon genug „gestraft", kommen dann noch die aufreibenden Auseinandersetzungen mit vermeintlich guten Freunden und Verwandten hinzu.

Je länger die Krankheit andauert, umso mehr lernt man, mit diesen Auseinandersetzungen umzugehen. Entweder schmettert man sie mit der Zeit ab, ignoriert sie einfach oder sucht eher den Kontakt zu den wirklich guten Freunden. Allerdings beobachtet man bei langfristig erkrankten Patienten auch, dass sie ermüden und die mühevolle Auseinandersetzung mit der Krankheit zunehmend als Belastung sehen. Denn schließlich beeinflusst die Erkrankung die gesamten Lebensumstände. Machen Sie jedoch nicht den Fehler, sich als eine Belastung für Ihre Familie zu fühlen. Ihre Familie will Ihnen helfen, damit Sie diese schwere Zeit gemeinsam durchstehen und es Ihnen bald wieder besser geht. Nehmen Sie diese Hilfe als ein wertvolles Geschenk an, und seien Sie einfach dankbar, dass es diese guten Menschen um Sie herum gibt. Denn selbstverständlich ist das nicht.

Involvieren Sie Ihre Familienangehörigen auch in die Gespräche mit Ihren Ärzten. In vielen Arztpraxen und Kliniken ist es üblich, die Angehörigen einzubeziehen. Für Sie ist dies aus mehrerer Hinsicht sehr wertvoll. Denn so fühlen Sie sich nicht nur nicht so allein und haben somit eine gute moralische Unterstützung, sondern auch eine praktische Hilfe, indem Ihr Angehöriger auch Fragen stellen kann, an die Sie vielleicht gerade nicht gedacht haben. Und Ihre Familie erhält so eine gute Gelegenheit, auch Einblick in die Krankengeschichte zu erhalten. Das hilft Ihnen bei der gemeinsamen Bewältigung Ihrer Erkrankung.

Was Sie selbst tun können

Bei einer so schwerwiegenden Erkrankung wie der Trigeminusneuralgie stellen sich immer wieder die Fragen: „Was kann man selbst dazu beitragen, dass man gesünder wird? Mit welchen Maßnahmen kann man dafür sorgen, dass die Attacken seltener oder zumindest milder auftreten?" Auch wenn die Möglichkeiten, die Trigeminusneuralgie günstig zu beeinflussen, als sehr begrenzt gelten, so gibt es dennoch einige Dinge, mit denen Sie selbst zu einer verbesserten Lebensqualität beitragen können:

- Nehmen Sie Ihre Medikamente regelmäßig und so ein, wie sie Ihr behandelnder Arzt verordnet hat. Verändern Sie weder die Einnahmezeit, noch die Dosierung eigenmächtig.

- Nehmen Sie regelmäßige laborchemische und klinische Kontrolluntersuchungen wahr, um die Entwicklung der Erkrankung zu beobachten und gegebenenfalls therapeutische Korrekturen vornehmen zu können.

- Tragen Sie durch eine gesundheitsförderliche Lebensweise dazu bei, dass sich Ihr Körper regenerieren kann. Hierzu gehören neben der gesunden vitalstoffreichen Ernährung auch Stressreduzierung und der Verzicht oder Einschränkung von Alkohol und Zigaretten.

- Informieren Sie Ihren Arzt, sobald neue Symptome auftreten oder die Attacken noch öfter und/oder intensiver auftreten.

- Tragen Sie einen SOS-Anhänger an Ihrer Halskette, der wichtige medizinische Informationen über Sie enthält. Somit kann sich ein herbeigerufener medizinischer Notdienst sehr schnell ein Bild über Ihre gesundheitliche Situation machen, und Ihnen eine angemessene Behandlung zuteil werden lassen. Das Risiko, falsch behandelt zu werden, können Sie hierdurch reduzieren.

- Informieren Sie Ihre Familienangehören, Freunde und Arbeitskollegen über Ihre Erkrankung so ausführlich wie möglich, damit diese Ihre gesundheitliche Situation verstehen und Ihnen gegebenenfalls behilflich sein können.

- Beobachten Sie Ihren Körper sorgfältig und regelmäßig. Wenn Sie Veränderungen feststellen oder eine Attacke auftritt , überlegen Sie genau, was Sie gegessen und getrunken haben. Haben Sie zu viel gesprochen? Wo haben Sie sich aufgehalten, wie war die Umgebung? War sie zu laut, zu hektisch, oder befanden Sie sich in einer Stresssituation? Waren Sie einem Luftzug oder einer Kälteeinwirkung ausgesetzt? Oder hat eine unachtsame Berührung zu der Attacke geführt?

- Beobachten Sie Ihren Körper und seine Reaktionen besonders sorgfältig, wenn Sie neue Medikamente einnehmen oder neue Therapien bekommen. Dies wird Ihnen bei helfen, herauszufinden, welche Maßnahmen Ihnen gut tun, und welche Sie besser meiden sollten.

- Wenn Sie aufgrund der Erkrankung nicht mehr selbst Autofahren können, informieren Sie sich über Fahrmöglichkeiten, die Ihnen die bestmögliche Mobilität zurückgeben. Sprechen Sie auch Ihre Bekannten und Nachbarn an, und bitten Sie sie um regelmäßige Mitfahrgelegenheiten.

- Wenn Ihre Erkrankung so stark ausgeprägt ist, dass Sie keiner Berufstätigkeit außer Haus nachgehen können, bemühen Sie sich um einen Job, den Sie von Zuhause aus ausüben können. Dank der technischen Voraussetzungen wie Internet ist es heutzutage in vielen Branchen möglich, vom Homeoffice aus zu arbeiten. Eine berufliche Aufgabe gibt Ihnen nicht nur eine tägliche Struktur, sondern auch mehr Selbstbewusstsein, finanzielle Unabhängigkeit und Selbstvertrauen.

- Positives Denken kann dabei helfen, die grundsätzliche Einstellung zur Erkrankung zu ändern. Vor allem depressive und ängstliche Menschen tendieren dazu, sich eher auf die negativen Seiten des Lebens zu konzentrieren. In diesen Fällen sollte die Aufmerksamkeit stärker auf positive Aspekte gerichtet werden, indem die angenehmen Seiten des Lebens mehr in den Fokus rücken. Positives Denken erleichtert nicht nur die Verarbeitung mit Schmerzen, sondern führt auch zu einem besseren Umgang mit Stresssituationen.

- Nehmen Sie Kontakt auf zu Gleichgesinnten. Denn eines ist sicher: Niemand wird Sie so gut verstehen wie jemand, der in einer Situation steckt, die Ihrer ganz ähnlich ist.

- Versuchen Sie, trotz Ihrer Krankheit das Beste aus Ihrem Leben zu machen. Passen Sie Ihre Lebensweise der Krankheit an, aber lassen Sie Ihr Leben möglichst nicht von ihr regieren.

- Wenn Sie Medikamente einnehmen, achten Sie im Straßenverkehr und beim Bedienen von Maschinen auf Ihr Reaktionsvermögen. Denn durch zahlreiche Medikamente kommt es zu einer reduzierten Reaktionsfähigkeit, was zu einer Fahruntüchtigkeit führen kann.

- Wie auch immer Ihre Trigeminusneuralgie entstanden ist – eine gesunde Ernährung mit einer umfassenden Versorgung mit Nährstoffen (Vitamine, Mineralien) ist für alle Betroffenen eine wichtige Basis.

- Wenn Sie mit Ihrem behandelnden Arzt nicht richtig zufrieden sind, suchen Sie so lange, bis Sie jemanden gefunden haben, bei dem Sie sich gut aufgehoben fühlen. Auch längere Anfahrtswege können sich hier lohnen.

- Bei einigen Betroffenen kommt es zu einer Schmerzlinderung, wenn sie sich auf eine Aktivität einlassen, die eine starke geistige Konzentration erfordert wie beispielsweise Computerarbeit, Malen, Kreuzworträtsel oder Videospiele.

- Vermeiden Sie die Trigger, die Ihnen bekannt sind und zu Symptomverschlechterungen führen.

- Holen Sie sich nach Ihrer Diagnose eine Zweit- oder Drittmeinung ein. Haben Sie keine Angst davor, dass Ihr behandelnder Arzt sich vor den Kopf gestoßen fühlen könnte. Bei chronischen Erkrankungen ist es durchaus üblich, mehrere Therapeuten nach ihrer Meinung zu fragen.

- Legen Sie ab dem Tag der Diagnose einen Ordner an, in dem Sie Ihre persönlichen Ergebnisse und Arztbriefe, aber auch Rechnungen, Korrespondenzen mit der Krankenversicherung und Informationen über die Trigeminusneuralgie sammeln. In den nächsten Monaten können Sie dann immer wieder auf diesen Ordner zurückgreifen, um nochmals wichtige Dinge nachzulesen.

- Lassen Sie sich Kopien von allen Ergebnissen und Arztberichten geben. Auch wenn Sie den Eindruck haben, dass Sie diesen Papierkram nicht benötigen, so werden Sie irgendwann froh sein, umfangreiche Dokumente über Ihre Erkrankung zu haben. Diese sind besonders dann wichtig, wenn es um gutachterliche Stellungnahmen, Schwerbehinderung oder Rente geht.

- Notieren Sie jederzeit Ihre Fragen, die Ihnen zu Ihrer Erkrankung einfallen. Denn so sind Sie für Ihren nächsten Arzttermin gut vorbereitet und können gemeinsam mit ihm diesen Fragenkatalog bearbeiten.

- Möglicherweise werden Sie im Beruf und in der Familie einige Arbeitsbereiche delegieren müssen. Entwickeln Sie an dieser Stelle keinen falschen Ehrgeiz, denn Sie schaden Ihrer Gesundheit schneller als Sie denken.

- Geben Sie Ihrem Alltag nach Möglichkeit feste Strukturen mit regelmäßigen Abläufen und Aufgaben. Dies ist eine wichtige Basis für das körperliche und seelische Wohlbefinden.

- Versuchen Sie, Ihre Ruhephasen und Aktivitäten in einem ausgewogenen Gleichgewicht zu halten.

- Gehen Sie offen mit Ihrer Erkrankung um. Auch wenn viele Menschen mit einer Trigeminusneuralgie nichts anfangen können, weil sie diese Erkrankung nicht kennen, ist ein offensiver Umgang meistens der bessere Weg. Sie werden sehen, dass es Ihre Seele erleichtern wird, wenn Sie offen über Ihre Krankheit sprechen.

- Beziehen Sie Ihren Lebenspartner unbedingt mit in Ihre gesamte Krankengeschichte ein. Denn bedenken Sie, dass auch er unter dieser Krankheit leidet - wahrscheinlich mehr als er Ihnen gegenüber zugibt.

Krankheitsverlauf und Prognose der Trigeminusneuralgie

Der Verlauf und die Prognose der Trigeminusneuralgie sind nicht genau vorherzusagen. Dennoch kann man feststellen, dass die Schmerzanfälle zu Beginn eher selten sind und in dieser Phase meist in großen Zeitabständen auftreten. Zwischen zwei Attacken können mehrere Monate oder sogar Jahre liegen, aber es kann durchaus auch vorkommen, dass die Intervalle kürzer sind und es sich nur um ein oder zwei Wochen handelt. Unabhängig von der Dauer der schmerzfreien Phasen können die Attacken täglich mehrfach auftreten, sogar bis zu 100 Mal. Bei etwa einem Drittel der Betroffenen tritt die Neuralgie nur als einmalige Episode auf, 65 % der Patienten erleben in den ersten 5 Jahren jedoch mehrfache Attacken, nach 10 Jahren ist es noch fast jeder vierte Patient.

Aufgrund der Heftigkeit und Unerträglichkeit der Schmerzen ist es eigentlich immer erforderlich, dass Therapien durchgeführt werden. Bessert sich die Neuralgie durch die getroffenen Behandlungsmethoden jedoch nicht wesentlich, können die schmerzfreien Phasen immer kürzer werden, bis sich letztendlich ein dumpfer Dauerschmerz oder eine Taubheit in dem betreffenden Gesichtsbereich entwickeln. Dies ist insbesondere bei einer langjährigen und schwer verlaufenden Neuralgie der Fall. Es gibt hingegen auch Menschen, die nur ein einziges Mal in ihrem Leben an einer Attacke leiden oder eine Spontanheilung erfahren. Neuralgien, die spontan und ohne Behandlung zum Stillstand kommen, befinden sich meistens noch im Anfangsstadium. Im Allgemeinen wird der Verlauf aber als ansteigend angesehen, das heißt, die Schmerzattacken nehmen im Laufe der Zeit zu.

Je weiter die Krankheit fortschreitet, umso notwendiger werden eine umfangreiche medikamentöse Behandlung und /oder möglicherweise auch ein chirurgischer Eingriff. Eine Operation wird in der Regel dann herangezogen, wenn alle anderen verfügbaren Behandlungsmöglichkeiten ausgeschöpft sind. Dies ist häufig der Fall, wenn schon seit mehreren Jahren medikamentös behandelt wurde und die Wirksamkeit nachlässt. Da sich der Körper im Laufe der Zeit an die Antiepileptika gewöhnt, lässt ihre Wirkung häufig nach einer Einnahmezeit von etwa 5 Jahren nach.

Auch wenn sich bei vielen Betroffenen die Schmerzen und die Häufigkeit der Attacken durch verschiedene Therapieformen lindern lassen, ist dies häufig nur von vorübergehender Dauer, nicht selten auch bei operativen Eingriffen. Zwar können in vielen Fällen Operationen wiederholt werden, aber die Aussicht auf einen Behandlungserfolg wird bei einer Wiederholung grundsätzlich als geringer eingeschätzt.

Unabhängig davon, welche Behandlungsmethode durchgeführt wird, können auch nach einer langen schmerzfreien Zeit jederzeit erneute Attacken auftreten. Denn nach heutigem Wissensstand kann keine derzeit verfügbare Behandlungsmethode eine komplette Heilung garantieren.

Wenn die Trigeminusneuralgie einen schweren Verlauf nimmt, führt dies zu einer sehr starken Beeinträchtigung der Lebensqualität. Als Folge der unerträglichen Schmerzattacken können insbesondere bei einer bereits lang andauernden Erkrankung Angstzustände und Depressionen entstehen, die bis zur sozialen Isolation und zu Selbstmordgedanken führen.

Damit es nicht soweit kommt, sollten rechtzeitig Vorsorgemaßnahmen und Vermeidungsstrategien ergriffen werden. So ist es sehr wichtig, schnellstmöglich nach weiteren Behandlungsmöglichkeiten zu suchen, sobald die Wirkung der bislang hilfreichen Medikamente nachlässt. Insbesondere der Kontakt zu Selbsthilfegruppen kann eine wertvolle Anlaufstelle bedeuten, denn nirgends findet man soviel Unterstützung und Verständnis wie unter Gleichgesinnten. Lesen Sie hierzu das Kapitel „Selbsthilfegruppen – eine oft unterschätzte großartige Hilfe".

Depressionen als unliebsame Begleiterscheinung

Obwohl Depressionen bei einer Trigeminusneuralgie recht weit verbreitet sind, wird nicht viel darüber gesprochen. Eine Depression ist eine unliebsame und sehr schwerwiegende Begleiterscheinung, die mit einer Trigeminusneuralgie einhergehen kann. Für sich genommen sind Depressionen schon eine sehr ernst zu nehmende Erkrankung. In Kombination mit der Neuralgie kann eine Depression allerdings sehr fatal sein, sodass sich ein Betroffener ohne therapeutische Unterstützung fast nie von allein davon befreien kann.

Warum Depressionen bei Trigeminusneuralgie-Patienten überdurchschnittlich häufig auftreten, dafür gibt es unterschiedliche Gründe.

Anfangs ist es oft der Schock der Diagnose, der eine Depression auslösen kann. Es ist verständlich, dass hier Schock und Angst sehr nahe beieinander liegen, denn im ersten Moment steht die Welt auf dem Kopf. Wie soll es weitergehen? Was wird aus mir? Viele beängstigende Fragen kreisen durch den Kopf. Eine große Traurigkeit macht sich breit. Wenn keine Menschen da sind, denen man sich anvertrauen will oder kann, dann können die Ängste und Sorgen schnell Überhand nehmen.

Viele Menschen reagieren auf das Wissen, an einer chronischen Krankheit zu leiden, mit einer (reaktiven) Depression. Diese hält in der Regel nur einen bestimmten Zeitraum an und vergeht dann wieder. Mit neu auftretenden oder sich verstärkenden Symptomen der Erkrankung können aber auch die Depressionen zurückkehren.

Jede chronische Krankheit, also auch die Trigeminusneuralgie, kann das Selbstbild des betroffenen Menschen in Frage stellen. Nichts ist mehr so, wie es war, und es stellen sich oft Fragen nach der eigenen Wertigkeit. Möglicherweise müssen Lebensziele und die Lebensplanung komplett umgestellt und neu justiert werden. Auch die eigenen Stärken und Schwächen gilt es, neu zu definieren.

Die unerträglichen Schmerzen, die stetige Angst vor einer erneuten Attacke, die Nebenwirkungen der starken Medikamente, ein mögliches Angewiesensein auf die Hilfe anderer Menschen und die eventuelle Perspektivlosigkeit, dauerhaft von der Trigeminusneuralgie erlöst zu werden, können auf Dauer sehr zermürbend wirken und die Psyche stark belasten. Insbesondere wenn sich durch bereits erfolgte Therapiemaßnahmen immer noch kein Behandlungserfolg abzeichnet, und die Neuralgie nicht in den Griff zu bekommen ist, erhöht sich die Wahrscheinlichkeit, Depressionen zu entwickeln.

Hatte man zu Beginn der Erkrankung wahrscheinlich noch die große Hoffnung, dass sich der Gesundheitszustand im Laufe der Zeit verbessern wird, die Attacken nur sehr selten auftreten würden, und die Schmerzen erträglich ausfallen, so läuft man Gefahr, spätestens dann in eine depressive Phase zu geraten, wenn kein Fortschritt der Gesundung mehr festzustellen ist. Auch eine Verschlimmerung des Zustandes in Form von häufigeren Anfällen oder eines Dauerschmerzes kann diesen Effekt auslösen.

So führt häufig nicht nur die Neuralgie als solche zu einer deutlichen Minderung der Lebensqualität, sondern die hieraus resultierenden

Depressionen schränken den Lebensmut zusätzlich stark ein. Dabei können die Depressionen das Privatleben als auch das Berufsleben stark beeinträchtigen. Das stetige Gefühl von Traurigkeit, innerer Leere, Verzweiflung und Zukunftsangst sind dann typische Anzeichen, die aufgrund einer Depression entstehen können. Die Depressionen wirken auf die Betroffenen wie ein schwarzer Tunnel, in den von außen niemand hineinsehen kann. Für den Depressiven selbst ist am Ende des Tunnels meistens kein Licht zu sehen, alles um einen herum wirkt schwarz, bedrückend und völlig perspektivlos. Man fühlt sich wie in einem Käfig eingesperrt, aus dem es kein Entrinnen gibt.

Wird eine Depression nicht erkannt und adäquat therapiert, kann sie nicht nur Monate, sondern sogar Jahre lang andauern. Und genau dies ist ein großes Problem: Noch immer werden Depressionen sehr häufig nicht als solche erkannt. Als würde es nicht ausreichen, dass aufgrund einer erst sehr spät erkannten Trigeminusneuralgie bereits sehr leidvolle Zeiten hinter einem liegen, in denen nur eine unzureichende ärztliche Versorgung erfolgte, so kann dies bei einer Depressionen erneut geschehen. Nicht nur die Gefühle und Gedanken verändern sich durch die Depression, sondern auch das Verhalten, das geprägt ist durch ständige Antriebslosigkeit und Abgeschlagenheit. Dies alles wird begleitet durch eine intensive Traurigkeit und eine innere Leere. Häufig sind die Depressionen kombiniert mit diversen anderen Symptomen wie unter anderem Erschöpfung, Kopfschmerzen, Verdauungsbeschwerden, Schlafstörungen und Ängstlichkeit. Alltägliche Dinge zu bewältigen wird zu einer unvorstellbaren Herausforderung. Schon die einfachsten Tätigkeiten wie Putzen oder Aufräumen können zu anstrengend sein.

Als besonders depressionsgefährdet gelten Trigeminusneuralgie-Betroffene, die noch relativ jung sind, im Arbeitsleben stehen und in ihrem Alter natürlich noch nicht mit schweren Erkrankungen gerechnet haben. Mit abnehmender Leistungsfähigkeit kommt irgendwann Panik auf, dass man mittelfristig seinen Beruf nicht mehr ausüben und sich seine Lebenspläne nicht erfüllen kann. Oftmals fällt dem Umfeld die depressive Gemütslage wesentlich eher auf als dem Betroffenen selbst. Es gibt allerdings auch die umgekehrte Situation, in der die Betroffenen ihre Depression derart gut kaschieren können, dass das Umfeld überhaupt nichts davon mitbekommt und nicht einen Hauch einer Ahnung davon hat, dass eine bedrohliche Depression vorliegt.

Je länger eine Depression anhält, umso mehr läuft man Gefahr, sich sozial zurückzuziehen und am Ende sehr isoliert zu sein, was meistens zwangsläufig zu einer Verstärkung der Depressionen führen kann. Die Depression ermöglicht den Betroffenen aus lauter Erschöpfung und Kraftlosigkeit heraus, kaum noch soziale Kontakte zu pflegen. Spätestens, wenn man aufgrund der Erkrankung auch noch den Arbeitsplatz verliert, ist die Gefahr der Vereinsamung riesig groß.

Es gibt mittlerweile eine große Auswahl an Therapiemöglichkeiten, um die Depressionen erfolgreich zu behandeln. Zu den gängigsten Methoden gehört die Psychotherapie in Kombination mit Medikamenten, die den Gefühlszustand stabilisieren. Bei der Psychotherapie geht es darum, Verhaltensregeln zu erlernen, die dabei helfen, die nächsten bedrohlichen Depressionshöllen besser zu überstehen oder dass diese möglichst erst gar nicht auftreten.

Eine rechtzeitige seelische Betreuung kann bei vielen Trigeminusneuralgie-Patienten zu einer besseren Akzeptanz der Erkrankung und einem milderen Krankheitsverlauf verhelfen. Wenn Sie das Gefühl von Hoffnungslosigkeit haben, sprechen Sie Ihren Arzt unbedingt darauf an. Auch Sport ist eine sinnvolle Maßnahme, die Depressionen positiv zu beeinflussen. Wer es gesundheitlich bewältigen kann, sollte daher eine Mannschaftssportart in Erwägung ziehen wie z. B. Volleyball, Fußball, Tennis oder Wander- und Laufgruppen. Denn so bietet sich zugleich eine gute Möglichkeit, zusätzliche soziale Kontakte aufzubauen. Mit einer Kombination von Sport und einer Lichttherapie können besonders gute Symptomverbesserungen erreicht werden.

Depressionen sind eine sehr ernst zu nehmende Erkrankung. Sie sind weder Einbildung, noch einfach schlechte Laune oder lästige Stimmungsschwankungen. Sie sind auch kein November-Blues oder ein „sich einfach hängen lassen". Es sind also keine lapidaren Zustände, die sich von allein verflüchtigen würden. Depressionen sind vielmehr eine oftmals völlig unterschätzte Krankheit, die den ganzen Körper betrifft und sich sozusagen noch auf die Trigeminusneuralgie draufsattelt. Dabei können die Depressionen sehr beängstigende Formen annehmen, bei denen sich ein erhöhtes Selbstmordrisiko entwickelt. Dies ist es, was die Depressionen so gefährlich macht.

Depressionen und eine Suizidgefährdung hängen eng zusammen. Aber nicht jeder depressive Mensch ist potentiell selbstmordgefährdet, denn dies hängt ganz entscheidend vom Schweregrad der Depression ab. Experten gehen davon aus, dass die meisten der jährlich ca. 120.000 Personen, die einen Selbstmordversuch verüben, an Depressionen erkrankt sind. Darüber hinaus wird angenommen, dass bis zu 15 % der an einer Depression erkrankten Personen durch Suizid sterben. Als Trigeminusneuralgie-Betroffener mit einer schweren Depression macht man sich irgendwann mit großer Wahrscheinlichkeit tatsächlich Gedanken darüber, dass man dieses Leben bzw. die Schmerzen nicht mehr ertragen kann. Die stetigen Attacken treiben einen regelrecht in den Wahnsinn, weil man sie nicht mehr auszuhalten glaubt. In der englischen Sprache wird die Trigeminusneuralgie nicht ohne Grund auch als die „Suicide Disease" (Selbstmord-Krankheit) bezeichnet.

Dabei geht es absolut nicht darum, dass man aus dem Leben aussteigen möchte, weil man einfach lebensmüde ist. Nein, es geht darum, dass man diesen depressiven Zustand in Kombination mit den unerträglichen Schmerzen nicht mehr aushält. Der Leidensdruck kann dann so groß werden, dass man den Selbstmord als das einzige sinnvolle Ziel betrachtet. Besonders Betroffene, die mitunter schon eine mehrjährige depressive und schmerzhafte „Karriere" hinter sich haben, finden immer weniger Kraft, um mit dem Leidensdruck umzugehen. Man empfindet sein Leben als eine unvorstellbare Qual, ein Leben wie in einem schwarzen Käfig, dem man nicht entrinnen kann. Und wenn man dann bereits diverse Therapeuten konsultiert hat, ohne einen Behandlungserfolg erreicht zu haben, wird der Freitod möglicherweise als der einzig mögliche Ausweg gesehen.

Damit man den Kampf gegen diese zermürbende Krankheit nicht verliert, ist es immens wichtig, erste Anzeichen einer Depression sehr ernst zu nehmen und eine zeitnahe Therapie einzuleiten. In akuten Krisen wenden Sie sich bitte an Ihren Arzt, die nächste psychiatrische Klinik oder den Notarzt unter der Telefonnummer 112.

Info-Telefon Depression
Rufnummer: 0800 3344533 (kostenfrei)

Der lange Weg bis zur Schmerzlinderung

Wenn man Schmerzen hat, dann will man sie so schnell wie möglich wieder loswerden. Gut für den, dessen Arzt schnell ein wirksames Mittel findet, das hilft. Doch leider ist es bei der Trigeminusneuralgie häufig eine lange Suche, bis endlich ein probates Mittel gefunden wird. Zwar gibt es schier unendlich viele Medikamente gegen Schmerzen, aber all das, was bei klassischen Schmerzen wirkt, hilft bei der Trigeminusneuralgie noch lange nicht. Und das was wirkt, hat auf den ersten Blick mit der Trigeminusneuralgie rein gar nichts zu tun. Denn das was hilft, wird eigentlich bei Epilepsie eingesetzt. Aber auch das wirkt nicht immer bei einer Trigeminusneuralgie.

Die Suche nach einem wirksamen Präparat kann bei der Trigeminusneuralgie manchmal zu einer langwierigen nervenaufreibenden Suche nach der Nadel im Heuhaufen werden. Insbesondere wenn die Krankheit schon lange anhält, und im Laufe der Zeit diverse Medikamente ausprobiert wurden, gestaltet sich die Suche zunehmend schwieriger. Diese kurzen Ausführungen lassen bereits erahnen, wie anstrengend es sein kann, die Schmerzen einer Trigeminusneuralgie zu besänftigen oder besser noch – sie in den Griff zu bekommen.

Da hat man nach einer möglicherweise ohnehin schon jahrelangen Ärzteodyssee endlich eine längst überfällige Diagnose erhalten, indem die vermeintlich eingebildeten chronischen Schmerzen als Trigeminusneuralgie identifiziert wurden und ist am Tag der Diagnose mit viel Hoffnung und vielversprechenden Medikamenten in der Tasche nach Hause gefahren. Doch schon nach wenigen Wochen zerplatzt diese Blase der Hoffnung wie eine Seifenblase. Aus dem Nichts heraus treten sie wieder auf, diese Attacken, die so zermürbende Schmerzen mit sich bringen, dass man nicht glaubt, sie überstehen zu können.

Nachdem die Trigeminusneuralgie wieder in ihrer altbekannten Form das Leben zur Hölle macht, wird nach Rücksprache mit dem behandelnden Arzt die Dosis der Medikamente erhöht. Stufenweise, betont der Arzt, wirklich nur langsam steigern, bis die „volle Dröhnung" erreicht sei. Gesagt, getan, aber die sich hierdurch einstellenden Folgen sind nicht die reduzierten Schmerzen, sondern Nebenwirkungen, die schon für sich allein die Lebensqualität gravierend einschränken können.

Man fühlt sich wie auf Watte laufend. Die Beine sind wie Gummi, der Kopf fühlt sich an wie im tiefsten Herbstnebel eingehüllt. Und alles um einen herum fühlt sich einfach nur merkwürdig an. Manchmal hat man selbst den Eindruck, als hätte man zu tief ins Glas geschaut.

Doch damit nicht genug. Als würden die anstrengenden Nebenwirkungen nicht ausreichen, kommen trotz der Medikamente auch die Attacken immer noch regelmäßig zu Besuch. Das Leben fühlt sich an wie ausgeknipst. Alles ist so dunkel und erscheint hoffnungslos und die Trigeminusneuralgie wie eine unsichtbare Bedrohung, die hinter jeder Ecke wie ein gefährlicher Heckenschütze lauert. Abgesehen von den schrecklichen Nebenwirkungen hat sich seit der Tabletteneinnahme also nichts Wesentliches verändert.

Nachdem man inzwischen schon wiederholte Male beim Arzt aufgelaufen ist, entscheidet sich dieser schließlich für ein anderes Präparat. Er könne es nicht weiter verantworten, dass man unter diesen unsäglichen Nebenwirkungen leide, zumal die Trigeminusattacken ja weiter bestehen. Also auf zu neuen Ufern, wieder geht`s mit viel Hoffnung und einer vollen Tablettenpackung in der Tasche nach Hause. Was hatte der Arzt doch gleich noch gesagt, als er mich aus seiner Praxis verabschiedete? Wir bräuchten Geduld. Ja, wir, sagte er. Also wer auch immer hier Geduld braucht – fest steht, dass man spätestens in diesem Moment erkennt, warum man eigentlich Patient heißt. Wie heißt es doch im Englischen? To be patient = sei geduldig. So wie mit dem geduldigen Arzt besprochen, probiert man nun die nächsten Medikamente aus.

Erst ganz langsam steigern, hatte der Doc extra noch gesagt. Fällt schwer, weil man ja eigentlich am liebsten sofort die ganze Dosis einwerfen möchte, damit doch schnell alles gut wird. Aber das dürfe man auf keinen Fall, hat der Doc gesagt, sondern mit viel Geduld an die Sache herangehen.

Wäre die ganze Angelegenheit nicht eigentlich so traurig und im wahrsten Sinne nervenaufreibend, könnte man so manch erlebter Situation, die diese Krankheit so mit sich bringt, tatsächlich auch noch mit einer gehörigen Portion Humor begegnen. Doch spätestens in den Momenten, in denen die Schmerzattacken wieder wie aus dem Nichts das Leben zur Hölle machen, ist`s auch mit dem besten Galgenhumor vorbei.

Nach einigen Wochen der neuen Medikamente hat sich außer den Nebenwirkungen, die sich dieses Mal womöglich hauptsächlich als Schwindelattacken zeigen, nicht viel verändert. So wechseln sich nun die Trigeminusattacken mit den Schwindelattacken ab. Normale Phasen, in denen sich das Leben mal von seiner guten Seite zeigen würde, bleiben aus. Ne, so hatte man sich die Therapie nicht vorgestellt. Also wieder ab zum Doc und beraten, wie all das nun weitergehen soll. Der Doc stellt fest, dass man mittlerweile ernsthafte depressive Züge an den Tag legt und macht ein ziemlich ernstes Gesicht. Er könne es nicht verantworten, diesen Zustand unbehandelt zu lassen. Kaum hat man den Gedanken zu Ende gedacht, spricht der Doc ihn auch schon aus: Ja, jetzt kommen auch noch Antidepressiva zum täglichen Medikamentencocktail hinzu.

Und ab diesem Tag gesellt sich zu allem Überfluss auch noch eine lähmende Müdigkeit zu all den anderen Symptomen. Diese Müdigkeit übertrifft in ihrer Heftigkeit all das, was man bisher in seinem Leben als Müdigkeit kennengelernt hat. Denn diese Art von Müdigkeit lähmt dermaßen und ist immerzu präsent, als wolle sie für den Rest des Lebens nicht mehr entweichen.

Und als hätten all die anderen Symptome noch nicht ausgereicht, wird man jetzt also auch noch regelrecht schachmatt gesetzt. Alles geht nur noch wie in Trance. Der Ehepartner empfindet es eher als Zeitlupe und fühlt sich durch den kränkelnden Zustand immer mehr genervt. Ja, selbst der tägliche Geschirrabwasch wird zu einer großen Herausforderung, die vor der Erkrankung in läppischen 10 Minuten erledigt war und eigentlich im Vorbeigehen geschah.

Auf Drängeln der Familie (weil sie den überfälligen Abwasch nicht mehr sehen kann?) geht`s wieder zum Doc. Oder vielmehr, man möchte, aber es geht nicht. Denn der Doc hat gerade Urlaub. Ist ja klar, hätte man dran denken können, dass gerade Sommerferien sind, aber durch den Tabletten-Trance kriegt man selbst die Jahreszeiten nicht mehr mit.

Also geht`s zur Vertretung des Docs. Was sich zunächst höchst ärgerlich anfühlt, kann sich auch mal als eine glückliche Fügung herausstellen, denn der Vertretungsarzt hat ja vielleicht ganz andere Ideen, wie man das Leben mit der Trigeminusneuralgie wieder lebenswert gestalten könnte.

Ja, tatsächlich. Wie sich herausstellt, hat dieser Doc anscheinend schon öfter Trigeminuspatienten in seiner Praxis gesehen und sogar erfolgreich behandelt. Seine Erfahrung zeige ihm, so sagt er, dass die Medikamente auf ein Minimum reduziert und durch naturheilkundliche Maßnahmen ergänzt werden sollten.

Die Begeisterung hält sich in Grenzen, aber man ist in dieser Phase ja sowieso schon am Ende der Verzweiflungsskala angekommen, sodass man immer mehr nach jedem noch so dünnen Strohhalm greift, der sich einem zur Verfügung stellt. Denn mit jedem Tag mehr wird die Krankheit immer mehr zur Hölle. Nicht nur, dass man die Schmerzen kaum noch ertragen kann, die Nebenwirkungen das übrig gebliebene Leben in einen Schleier hüllen, sondern dass nun auch immer mehr die eigene Familie interveniert und drängelt, endlich wieder ein gesunder Mensch zu werden.

Ja, die haben alle gut reden. Man will doch selbst nur eins - nämlich gesund werden. Aber wie denn, wenn alles nichts hilft, was man versucht? Schon wenige Tage später liegt man bei dem Vertretungsarzt auf der Behandlungsliege und ist mit diversen Nadeln bespickt wie ein stacheliger Igel. Der Arzt redet was von Meridianen, von Qi, Lebensenergie, Blockaden, man hat viele dieser Wörter noch nie gehört und kann sie sich auch kaum merken. Aber ist auch nicht so wichtig. Hauptsache, es hilft.

Man lässt diese Prozedur in den nächsten Wochen noch einige Male über sich ergehen und reduziert in kleinen Schritten die nebelproduzierenden Medikamente. Und irgendwann ist er plötzlich da – der Tag, an dem es sich anfühlt, als sähe man am Ende eines langen Tunnels endlich wieder Licht. Jedenfalls verbessert sich die Stimmungslage schon nach wenigen Wochen ganz enorm. Die Familie ist begeistert und glaubt schon, dass nun alles wieder wie früher sein wird. Auch der Abwasch...

Ob es das wird, bleibt abzuwarten, denn eine Trigeminusneuralgie ist vor allem eins: Unberechenbar und eine Krankheit, die viel Geduld erfordert.

Häufige Fragen

Gibt es Risikofaktoren, die eine Trigeminusneuralgie begünstigen?

Das Vorliegen bestimmter Faktoren kann das Risiko, an einer Trigeminusneuralgie zu erkranken, deutlich erhöhen. Neben der Multiplen Sklerose sind dies unter anderem Erkrankungen wie Tumore, Arteriosklerose, sowie das Tragen unverträglicher bzw. schadstoffhaltiger Zahnersatzstoffe. Mit zunehmendem Alter steigt das Risiko der Erkrankung an, denn die meisten erstmals von einer Attacke betroffenen Personen sind 50 Jahre oder älter. In der Mehrzahl tritt die Trigeminusneuralgie zwischen dem 60. und 70. Lebensjahr erstmalig auf. Frauen sind etwa 1,5-mal häufiger als Männer betroffen.

Ist die Trigeminusneuralgie eine Schwerbehinderung?

Ob eine Trigeminusneuralgie als Schwerbehinderung anerkannt wird, hängt von ihrer Ausprägung bzw. ihrem Schweregrad ab. In besonders schweren Fällen wird der Grad der Behinderung mit bis zu 80 % eingestuft und liegt in der Regel dann vor, wenn ein Dauerschmerz vorhanden ist oder die Attacken mehrmals wöchentlich auftreten.

Welche Folgen kann die Trigeminusneuralgie mit sich bringen?

Durch die immer wieder auftretenden schmerzhaften Attacken kann es zu einer starken Beeinträchtigung der Lebensqualität kommen. Denn bereits banale Dinge des Alltags können zur Tortour werden, indem Sprechen, Trinken, Essen und Lachen eine erneute Attacke auslösen können. Treten die Anfälle sehr häufig auf, können die Betroffenen ein Vermeideverhalten entwickeln: Aus Angst vor weiteren Anfällen werden all diejenigen Tätigkeiten weitestgehend gemieden, die einen Anfall auslösen können. Dadurch kann es zu starkem Gewichtsverlust kommen. Auch eine mündliche Kommunikation wird unter Umständen vermieden, indem die Erkrankten versuchen, sich mit Hilfe von Zeichen oder Zetteln verständlich zu machen. Zudem können die Intensität des Schmerzes und der allgemeine Verlust der Lebensqualität bei den Patienten eine schwere Depression auslösen.

In dieser Personengruppe ist die Suizidrate deutlich erhöht.

Was geschieht, wenn die Trigeminusneuralgie nicht behandelt wird?

Wenn eine Trigeminusneuralgie unbehandelt bleibt, kann dies zu einer sehr starken Beeinträchtigung der Lebensqualität führen, indem die Erkrankung ungehindert fortschreitet. So kann sich unter anderem ein Dauerschmerz entwickeln, oder es kommt zu einem Sensibilitätsverlust in den betroffenen Gesichtsregionen.

Kann sich die Trigeminusneuralgie von alleine zurückbilden?

In Einzelfällen kann sich die Trigeminusneuralgie von allein zurückbilden, aber es gilt als sehr unwahrscheinlich. Die Erkrankung verläuft normalerweise in Zyklen, sodass es typisch für das Krankheitsbild ist, dass sich beschwerdefreie Phasen mit aktiven Phasen abwechseln. Im Laufe der Zeit werden die schmerzfreien Zeiträume nicht nur kürzer, sondern die Attacken nehmen in ihrer Intensität zu.

Wieso fühlt man sich mit der Erkrankung oft so allein gelassen?

Niemand, der nicht selbst solch extreme Schmerzen erlitten hat, kann nachvollziehen, was für eine Tortour die Trigeminusneuralgie bedeuten kann. Hinzukommt, dass die Krankheit in der Öffentlichkeit sehr unbekannt ist, sie bagatellisiert wird und keine äußeren und sichtbaren Beeinträchtigungen auf die Erkrankung hinweisen.

Welche Nebenwirkungen können aufgrund der Medikamente auftreten?

Je nach Medikament können die Nebenwirkungen nicht nur sehr vielfältig sein, sondern auch sehr gravierend ausfallen, sodass durch sie eine starke Beeinträchtigung der Lebensqualität auftritt. Neben Müdigkeit, Hautausschlägen und Konzentrationsstörungen können sich mittelfristig auch Depressionen und Leberschäden entwickeln.

Um mögliche Langzeitfolgen der Medikamenteneinnahme rechtzeitig feststellen zu können bzw. sie möglichst zu verhindern, ist es wichtig, regelmäßige Kontrolluntersuchungen z. B. der Leber durchführen zu lassen.

Bilden sich Nebenwirkungen der Medikamente zurück?

Einige Nebenwirkungen bilden sich zurück, sobald sich der Körper an die Medikamente gewöhnt hat. Nebenwirkungen sollten immer dem behandelnden Arzt mitgeteilt werden, insbesondere gilt dies, wenn die Nebenwirkungen weiterhin anhalten oder sich verschlechtern.

Wird eine Trigeminusneuralgie vererbt?

Eine Trigeminusneuralgie ist nicht erblich bedingt. Ob es eine vererbbare „Empfänglichkeit" gibt, die zu einer Begünstigung der Erkrankung führen kann, wenn weitere Faktoren hinzukommen, ist derzeit nicht bekannt.

Wie weiß ich, ob meine Trigeminusneuralgie einen schweren Verlauf nehmen wird?

Ein Verlauf der Trigeminusneuralgie lässt sich nie voraussagen. Grundsätzlich geht man jedoch davon aus, dass die Schmerzattacken im Laufe der Zeit zunehmen. Das bedeutet, dass mit Fortschreiten der Erkrankung eine umfangreiche medikamentöse Behandlung und/oder ein chirurgischer Eingriff dringlicher werden.

Wie lange muss ich Medikamente einnehmen?

Wie lange die Einnahme von Medikamenten erforderlich ist, hängt von der Erkrankung ab und kann nicht im Vorfeld vorausgesagt werden. Während einige Patienten sehr lange beschwerdefreie Phasen erleben, sind die Abstände bei anderen wesentlich kürzer und eine medikamentöse Behandlung unverzichtbar. In schwerwiegenden Fällen ist die Einnahme über einen sehr langen Zeitraum und mitunter sogar lebenslänglich erforderlich.

Gibt es Möglichkeiten aus der Naturheilkunde?

Die schulmedizinische Basistherapie in Form von Medikamenten kann durch verschiedene Methoden der Naturheilkunde wie z. B. Akupunktur, Homöopathie und Qi Gong unterstützt werden.

Was kann man selbst tun?

Nehmen Sie Ihre verordneten Medikamente vorschriftsmäßig ein, und verändern Sie die Dosierungen nicht eigenmächtig. Gehen Sie zu regelmäßigen Kontrolluntersuchungen. Vermeiden Sie zusätzliche gesundheitsschädliche Substanzen, indem Sie beispielsweise schädliche Zahnmetalle sachgerecht entfernen und durch verträgliches Material ersetzen lassen.

Gibt es ein Operationsverfahren ohne Risiko?

Auch wenn im Laufe der letzten Jahre operative Maßnahmen weiterentwickelt werden konnten, so bleibt bei einem operativen Eingriff bei der Trigeminusneuralgie immer ein gewisses Risiko bestehen. Als besonders aufwendig und risikoreich gilt das Verfahren nach Janetta. Eine Operation sollte immer als die letzte Möglichkeit der verfügbaren Therapien herangezogen werden.

Wie unterscheidet sich eine Trigeminusneuralgie von der Trigeminusneuropathie?

Im Gegensatz zur Trigeminusneuralgie handelt es sich bei der Trigeminusneuropathie um einen Dauerschmerz in der betroffenen Region, der auch nicht durch Reize ausgelöst wird. Er tritt eher nach operativen Eingriffen auf. Aber auch nach Entzündungen im Hals-Nasen-Ohrenbereich sind diese Schmerzen zu beobachten. Häufig ist die Trigeminusneuropathie eine Folge von kieferchirurgischen Eingriffen, Zahnextraktionen oder Eingriffen im Nasennebenhöhlenbereich.

Vorbereitung für Ihren Arzttermin

Wenn Sie den Verdacht haben, dass Sie an einer Trigeminusneuralgie leiden, suchen Sie einen Arzt Ihres Vertrauens auf. In der Regel wird dies Ihr Hausarzt sein, aber möglicherweise kann Ihnen ein anderer Arzt wesentlich besser helfen. Denn bedenken Sie, dass nicht jeder Arzt über eine ausreichende Erfahrung in der Diagnose und Behandlung der Trigeminusneuralgie verfügt.

Der Arzt wird anhand gezielter Fragen und verschiedener Diagnostikverfahren versuchen, das Ausmaß der Erkrankung festzustellen. Anschließend wird er Ihnen wahrscheinlich eine Überweisung an einen Spezialisten für Nervenerkrankungen (Neurologen) ausstellen. Dieser hat wesentlich öfter mit an einer Trigeminusneuralgie erkrankten Menschen zu tun und kann deren Bedürfnisse besser zuordnen und ein möglichst maßgeschneidertes Behandlungskonzept erstellen.

Wie Sie sicherlich schon aus eigener Erfahrung wissen, ist die Zeit in den Arztpraxen äußerst knapp. So ist man gut beraten, sich im Vorfeld möglichst gut auf den Termin vorzubereiten. Und man kann außerdem sicherer sein, dass man auch wirklich alle Fragen beantwortet bekommt. Idealerweise machen Sie sich vorher ein paar Notizen, die Sie zu Ihrem Termin mitnehmen. Denn in der Hektik und vielleicht auch in der Aufregung vergisst man dann schnell mal die eine oder andere Frage. Schreiben Sie zuerst die wichtigsten Fragen auf, und setzen Sie die weniger wichtigen Notizen ans Ende Ihrer Auflistung. Denn falls die Zeit im Behandlungszimmer doch zu knapp sein sollte, bekommen Sie zumindest die wichtigsten Fragen beantwortet.

Und sollten Sie die eine oder andere Antwort nicht verstehen, so fragen Sie ungeniert nach. Scheuen Sie sich dabei nicht, auch mal nach der deutschen Übersetzung des medizinischen Fachbegriffes zu fragen. Denn was hilft es Ihnen, wenn Sie die Hälfte gar nicht verstehen, der Arzt es aber gar nicht bemerkt? Je besser Ihre Liste vorbereitet ist, desto erfolgreicher und für Sie zufriedenstellender wird Ihr Arztbesuch verlaufen. Bei der Aufstellung Ihrer Liste sollten sie sich selbst gegenüber offen und ehrlich antworten. Sie schaden nur sich selbst, wenn Sie versuchen, die eine oder andere Frage nur halbwahr zu beantworten. Sie selbst sind es, der von den ehrlichen Fragen und Antworten am meisten profitiert, und nicht Ihr Arzt. Vergessen Sie das niemals: Das, was Sie tun, ist für Sie selbst. Ihr Arzt würde sich zwar über eine unzureichende Mitarbeit ärgern, aber dies würde dessen Leben ansonsten in keiner Weise beeinflussen. Es ist IHR Leben, das Sie dadurch beeinflussen – denken Sie daran!

Sollten Sie nicht in der Lage sein, eine Liste aufzustellen, bitten Sie einen Angehörigen oder guten Freund, dies für Sie zu übernehmen. Überlegen Sie auch, ob es für Sie eine sinnvolle Unterstützung sein könnte, denjenigen zum Arztbesuch mitzunehmen. Er kann dem Arzt Ihren Gesundheitszustand aus seiner Perspektive vermitteln und so einen wertvollen Beitrag leisten.

Bedenken Sie auch, dass es möglicherweise Vorkommnisse gegeben hat, die Ihnen gar nicht so bewusst sind oder die Sie verdrängt haben. Diese könnten beispielsweise von Ihrer Begleitung geschildert werden, sodass der Arzt also noch wertvolle Informationen von jemandem erhält, der diese Vorkommnisse miterlebt hat. Dies können beispielsweise Gedächtnislücken, Verhaltensauffälligkeiten oder eine deutliche Einschränkung Ihrer Bewegungen sein, die Sie gar nicht als solche wahrgenommen haben. Außerdem kann Ihr Begleiter Ihnen dabei behilflich sein, die vielen neuen Informationen, die Ihnen Ihr Arzt möglicherweise vermittelt, besser aufzunehmen. Denn man ist in so einer Situation leicht überfordert, vergisst wichtige Details oder nimmt einige Dinge überhaupt nicht wahr.

Damit Sie sich auf Ihren Arzttermin vorbereiten können, nutzen Sie die folgende Auflistung:

- Fragen Sie die Arzthelferin ein paar Tage vor Ihrem Termin, ob bestimmte Vorbereitungen Ihrerseits erforderlich sind. Dies kann z. B. bedeuten, dass Sie nüchtern in der Praxis erscheinen, bestimmte Medikamente kurzfristig nicht einnehmen oder Ihre Ernährung in irgendeiner Weise anpassen sollen.

- Notieren Sie alle gesundheitlichen Beschwerden, auch wenn sie vordergründig gar nicht mit einer Trigeminusneuralgie in Zusammenhang zu stehen scheinen. Haben Sie häufig Kopfschmerzen, Schlafstörungen, können Sie sich schlecht konzentrieren, oder sind Sie oftmals extrem müde? Oder sind Sie ängstlich, depressiv oder vergesslich? Je genauer Sie Ihren gesundheitlichen Zu-

- stand beschreiben, umso hilfreicher sind Ihre Informationen für den Arzt.

- Notieren Sie alle Veränderungen, die Sie in letzter Zeit an sich beobachtet haben wie beispielsweise eine unerklärliche Gewichtsabnahme, Veränderungen der Verdauung (Verstopfung, Durchfälle) oder psychische Auffälligkeiten.

- Hat sich Ihr Geschmackssinn verändert? Kann es sein, dass Ihnen alles gleich schmeckt? Oder haben Sie einen metallischen Geschmack im Mund?

- Erstellen Sie eine Liste mit allen Medikamenten und Nahrungsergänzungsmitteln, die Sie einnehmen. Notieren Sie auch, wie lange und in welcher Dosierung Sie diese bereits verwenden. Auch das Mitbringen der Beipackzettel kann hilfreich sein, um eventuelle Nebenwirkungen in Erfahrung zu bringen.

- Haben Sie noch bestimmte Fragen an Ihren Arzt? Schreiben Sie jede Frage auf, denn Sie ärgern sich, wenn Sie zu Hause feststellen, dass Sie vergessen haben, eine wichtige Frage zu stellen.

Fragen, die für die Diagnostik und Therapie wichtig sein könnten, sind beispielsweise die folgenden:

- Welche Untersuchungen werden durchgeführt?
- Welche meiner Symptome können mit der Trigeminusneuralgie in Verbindung stehen?
- Gibt es für meine Symptome noch andere mögliche Ursachen?
- Welche Behandlungsmöglichkeiten gibt es?
- Welche Medikamente muss ich nehmen und wie lange?
- Unter welchen Umständen müssen meine Medikamente in ihrer Art und Dosierung angepasst werden?
- Gibt es Alternativen zu den klassischen Medikamenten, und sind diese verschreibungspflichtig?
- Ist es erforderlich, außerdem noch an einen Spezialisten weitergeleitet zu werden?
- Welche langfristigen Folgeerkrankungen können sich aus meinem derzeitigen gesundheitlichen Zustand entwickeln?

- Wie wird kontrolliert, ob die vorgesehene Behandlung erfolgreich ist?
- Gibt es irgendwelche Anweisungen, die Ernährung umzustellen?
- Wie können meine Familienangehörigen unterstützt werden, um mit der Erkrankung besser zurecht zu kommen?
- Wie kann ich zum Gesundungsprozess selbst beitragen?
- Wo kann ich mich weiter über die Erkrankung informieren? Haben Sie Kontakt zu einer Selbsthilfegruppe, oder können Sie mir Broschüren aushändigen, damit ich mich weiter informieren kann?
- Wenn Sie noch eine weitere Erkrankung haben, fragen Sie Ihren Arzt, wie sich deren Behandlung mit der Trigeminusneuralgie vereinbaren lässt.
- Was ist in meiner Situation die empfehlenswerteste Vorgehensweise, um die Krankheit in den Griff zu bekommen?
- Gibt es therapieunterstützende Maßnahmen, die ich regelmäßig zuhause durchführen kann?
- Welche Vorsichtsmaßnahmen kann ich ergreifen, um erneute Attacken zu vermeiden?

Um ein umfassendes Bild von Ihnen zu bekommen, wird der Arzt auch diverse Fragen an Sie stellen. Lesen Sie hierfür die folgende Auflistung, sodass Sie schon gut vorbereitet sind.

- Welche Symptome sind Ihnen seit wann aufgefallen?
- Wo genau sind die Symptome lokalisiert?
- Ist nur eine Gesichtshälfte betroffen?
- Treten die Symptome regelmäßig oder nur gelegentlich auf?
- Wie lange dauert eine Attacke in der Regel an?
- Wie stark ist Ihre Lebensqualität durch die Symptome beeinträchtigt?
- Haben Sie zusätzlich zu den Gesichtsschmerzen noch weitere Symptome?
- Haben Sie einen Verdacht, was zu Ihren Symptomen geführt haben könnte?
- Haben Sie konkrete Auslöser im Verdacht, die zu den Gesichtsschmerzen führen?
- Haben sich die Symptome im Laufe der Zeit verändert, sind sie besser oder schlimmer geworden?

- Hat sich seit dem Auftreten Ihrer Symptome Ihr Energielevel verändert, oder gibt es immer wiederkehrende Stimmungsschwankungen?
- Gibt es irgendetwas, was zu einer Verbesserung oder Verschlechterung der Symptome führt?
- Gibt es Familienangehörige mit einer Trigeminusneuralgie oder anderen neurologischen Erkrankungen?
- Haben Sie Kontakt mit Schadstoffen wie beispielsweise Blei, Quecksilber, Palladium?
- Welche Zahnmaterialien sind in Ihrem Mund vorhanden?
- Gab es in der Vergangenheit eine Operation an Ihrem Gesicht (z. B. Nasennebenhöhlen) oder eine Zahnbehandlung?
- Hatten Sie einen Unfall, bei dem es zu Gesichtsverletzungen gekommen ist?
- Sind Sie bereits in medizinischer Behandlung und aufgrund welcher Erkrankung?
- Welche Behandlungen haben Sie bereits durchgeführt, um die Schmerzen zu lindern, und wie erfolgreich waren diese?
- Welche sonstigen Erkrankungen (z. B. Leberprobleme, Diabetes, Polyneuropathie) liegen vor, und welche Medikamente nehmen Sie dafür ein?
- Konsumieren Sie regelmäßig Drogen wie Alkohol, Zigaretten oder Medikamente?
- Wie sieht Ihr Tagesablauf aus? Gehen Sie arbeiten, essen Sie regelmäßig, führen Sie tägliche Körperpflege durch, treiben Sie Sport, oder haben Sie Hobbys?

Zweitmeinung

Heutzutage ist es bei chronischen Erkrankungen nicht mehr ungewöhnlich, sich die Meinung mehrerer Ärzte einzuholen, insbesondere, wenn es um eine schwerwiegende Erkrankung geht. Allerdings hört man immer mal wieder von Patienten, dass sie sich von ihren Ärzten regelrecht unter Druck gesetzt fühlen, wenn sie verlauten lassen, sich nach alternativen Behandlungsmöglichkeiten zu erkundigen. Insbesondere, wenn es um Verfahren aus der Naturheilkunde geht, verunsichern sie die Patienten oft so sehr, dass einige sich am Ende gar nicht mehr trauen, andere Behandlungswege zu beschreiten.

So hört man beispielsweise Äußerungen seitens der Ärzte: „Wenn Sie sich woanders behandeln lassen und diese sogenannten alternativen Behandlungen ausprobieren, brauchen Sie gar nicht mehr zu uns zurückzukommen.“ Aber da muss an dieser Stelle auch die Frage erlaubt sein, ob ein solcher Arzt dann auch das Vertrauen des Patienten verdient hat. Denn es ist doch eigentlich allzu verständlich, dass man in der Auswahl der Therapien mehr Sicherheit erlangen möchte. Besonders bei einer möglichen Operation ist es sehr wichtig, eine Zweit- oder auch Drittmeinung einzuholen.

Besonders in Situationen, in denen der nächste Therapieabschnitt nicht ganz eindeutig festlegbar erscheint, kann zur Entscheidungsfindung eine weitere Meinung sehr wichtig sein. Dies kann auch dann erforderlich werden, wenn der behandelnde Arzt kein Experte für eine Trigeminusneuralgie ist und möglicherweise nicht über eine ausreichende Erfahrung verfügt. Denn eventuell ist er dadurch nicht in der Lage, Ihre Situation eindeutig zu beurteilen, wenn es um die Auswahl mehrerer Therapiemöglichkeiten geht.

Je nachdem, welche Ursache im Verdacht stehe, Ihre Trigeminusneuralgie auszulösen, kommen Ärzte verschiedener Fachrichtungen für eine Zweitmeinung in Frage. Wahrscheinlich wird es neben dem Hausarzt ein Neurologe oder Zahnarzt sein, der hier weiterhelfen kann. Aber auch ein Neurochirurg, wenn es um eine Operation geht.

Wichtig ist immer, einen partnerschaftlich arbeitenden Arzt zur Seite zu haben. Man muss sich gut aufgehoben fühlen und auch bei Problemen und schwierigen Themen ein offenes Ohr bei dem behandelnden Arzt finden. Leider kommt das persönliche Gespräch aufgrund des vorherrschenden Zeitmangels in vielen Arztpraxen viel zu kurz. Dabei ist gerade die persönliche und menschliche Seite bei einer chronischen Erkrankung so wichtig für eine erfolgreiche Behandlung.

Bei der Einholung einer Zweit- oder Drittmeinung übernehmen die Krankenkassen in der Regel die Kosten. Wenn Sie unsicher bezüglich der Kostenübernahme sind, fragen Sie im Vorfeld bei der Krankenkasse nach.

Schwerbehinderung

Wer von einer chronischen Erkrankung wie der Trigeminusneuralgie betroffen ist, kommt womöglich irgendwann an den Punkt, wo er sich die Frage stellt, ob er eigentlich die Voraussetzungen für einen Schwerbehindertenausweis erfüllt. Rechtlich gesehen ist die Anerkennung einer Schwerbehinderung eine Maßnahme, die Nachteile von Schwerbehinderten ausgleichen sollen.

Eine Schwerbehinderung liegt dann vor, wenn die Gesundheit eines Menschen dauerhaft beeinträchtigt ist und der Grad der Behinderung (GdB) mindestens 50 % beträgt. Bei einer Trigeminusneuralgie geht man davon aus, dass ein Grad der Behinderung von 50 – 60 % dann vorliegt, wenn die Attacken mit starken Schmerzen einhergehen und mehrmals im Monat auftreten. Als besonders schwer gelten die Fälle, bei denen die Attacken mehrmals wöchentlich auftreten, oder ein Dauerschmerz vorhanden ist. Diese Ausprägung wird mit einem Grad der Behinderung von 70 - 80 % eingestuft.

Sollte Ihr Gesundheitszustand durch die Trigeminusneuralgie also entsprechend beeinträchtigt sein, lassen Sie die Berechtigung für einen Schwerbehindertenausweis abklären.

Eine Anerkennung als Schwerbehinderter kann einige Vorteile mit sich bringen, die das Arbeitsleben und einige finanzielle Aspekte betreffen. So steht dem Inhaber eines Schwerbehindertenausweises in einem Beschäftigungsverhältnis beispielsweise eine Woche zusätzlicher Urlaub pro Jahr zu. Darüber hinaus hat man die Möglichkeit, Mehrarbeit abzulehnen. Von Mehrarbeit spricht man dann, wenn die gesetzlich festgeschriebene werktägliche Arbeitszeit die 8-Stunden-Grenze überschreitet. Im Übrigen hat man einen rechtlichen Anspruch auf eine Teilzeitstelle.

Als ein ganz wesentlicher Aspekt gilt der besondere Kündigungsschutz für Schwerbehinderte, denn man kann nur dann gekündigt werden, wenn das zuständige Integrationsamt der Kündigung zustimmt. Gegen die Entscheidung des Integrationsamtes kann von beiden Seiten (Arbeitgeber und Arbeitnehmer) Widerspruch eingelegt werden. Das Integrationsamt ist jedoch nicht zuständig, wenn der Betroffene selbst kündigt, oder aber ein Aufhebungsvertrag geschlossen wird. Auch bei befristet abgeschlossenen Arbeitsverträgen ist das Integrationsamt nicht zuständig.

Wenn man auf der Suche nach einer neuen Arbeitsstelle ist, erhöhen sich die Chancen im öffentlichen Dienst aufgrund der Schwerbehinderung. Denn viele Einrichtungen, wie Städte und Gemeinden verfügen über einige Arbeitsplätze, bei deren Besetzung Menschen mit einer Schwerbehinderung bevorzugt eingestellt werden. Somit kann ein Schwerbehindertenausweis die Chancen auf einen neuen Arbeitsplatz deutlich erhöhen.

Darüber hinaus hat man als Schwerbehinderter oftmals das Recht, besondere Beihilfen in Anspruch zu nehmen. Dazu zählen die Hilfe in besonderen Lebenslagen und die Eingliederungshilfe für behinderte Menschen, die man beim Sozialamt beantragen kann. Zu diesen Hilfen zählen beispielsweise die Sicherung der Lebensgrundlage, Hilfe zur Weiterführung des Haushaltes, Hilfe zur Überwindung besonderer sozialer Schwierigkeiten, aber auch Leistungen zur medizinischen Rehabilitation, Leistungen zur Teilhabe am Arbeitsleben, Leistungen zur Teilhabe am Leben in der Gemeinschaft, etc.

Um einen Schwerbehindertenausweis zu erhalten, sind viele gesetzlich vorgegebenen Voraussetzungen zu erfüllen. Auch wenn man selbst der Meinung ist, diese zu erfüllen, bedeutet dies noch lange nicht, dass die zuständigen Behörden dies genauso einschätzen. Ähnlich wie das Erkämpfen einer Erwerbsminderungsrente kann auch die Erkämpfung der Anerkennung der Schwerbehinderung etwas nervenaufreibende Formen annehmen.

Die Anerkennung der Schwerbehinderung wird bei dem zuständigen Versorgungsamt oder Landesamt beantragt. In vielen Städten ist es mittlerweile möglich, die erforderlichen Formulare im Internet herunterzuladen. Sobald diese ausgefüllten Formulare bei dem zuständigen Amt vorliegen, setzt sich dieses mit den behandelnden Ärzten in Verbindung und fordert ärztliche Befunde und Gutachten an. Da man nie weiß, welche Ärzte tatsächlich kontaktiert werden, und welche Unterlagen dem Versorgungsamt ausgehändigt werden, ist es immer sinnvoll, bereits zusammen mit dem Antrag eigene Unterlagen mitzusenden.

Nach einigen Wochen bekommt man von dem Versorgungsamt Bescheid, ob eine Anerkennung einer Schwerbehinderung erfolgt ist oder nicht. Falls der Bescheid positiv ausfällt, und ein Ausweis ausgestellt wurde, ist dieser längstens 5 Jahre ab dem Monat der Ausstellung gültig. Daher ist es wichtig, rechtzeitig daran zu denken, eine

Verlängerung zu beantragen. Wenn sich im Laufe der Zeit eine Verschlechterung des Gesundheitszustandes abzeichnet, kann ein sogenannter Verschlimmerungsantrag gestellt werden. Dieser soll dazu dienen, eine höhere prozentuale Einstufung der Schwerbehinderung zu erreichen, um damit verbundene weitere Erleichterungen zu erhalten. Die Verschlechterung des Gesundheitszustandes muss allerdings nachgewiesen und durch eindeutige Berichte und Befunde belegt werden. Dies hat zur Folge, dass auch die behandelnden Ärzte erneut vom Versorgungsamt angeschrieben werden.

Ein großes Problem, das immer wieder von Personen berichtet wird, die eine Schwerbehinderung beantragen, ist eine unzureichende Einschätzung der tatsächlichen gesundheitlichen Situation. Die Mitarbeiter der Versorgungsämter verweisen in ihren Gesprächen immer auf die Aktenlage, denn zur Einschätzung, inwieweit eine Schwerbehinderung vorliegt, sind sie auf die ärztlichen Befunde angewiesen. Wenn diese allerdings unzureichend sind und somit das tatsächliche Krankheitsbild nicht vollständig beschrieben wird, kann es zum Leidwesen der Betroffenen zu fatalen Fehleinschätzungen kommen.

Der Kampf um die Rente

Eine Trigeminusneuralgie kann in vielfacher Hinsicht eine sehr zermürbende Angelegenheit sein. Nicht nur, dass man sich häufig in ärztlicher Obhut befindet und stetig auf der Suche nach einem passenden Medikament ist, sondern auch die möglicherweise krankheitsbedingten finanziellen Sorgen können ziemlich anstrengend und belastend sein. Wenn die Trigeminusneuralgie in ihrer Schwere so stark ausgeprägt ist, dass die Ausübung der beruflichen Tätigkeit kaum oder gar nicht mehr möglich ist, kommt irgendwann der Tag X, an dem man sich fragen muss, ob die Beantragung einer Erwerbsminderungsrente angezeigt ist.

Häufig wird diese Entscheidung in einer Phase getroffen, in der die Beschwerden bereits lange bestehen und keine Besserung in Sicht ist. Letztendlich sind einige Betroffene irgendwann aus finanziellen Gründen gezwungen, diesen Schritt zu gehen, denn wenn kein Anspruch mehr auf Kranken- oder Arbeitslosengeld besteht, steht ruckzuck Hartz 4 vor der Tür.

In einigen Fällen sind es auch die Krankenkassen, die nach einer längerfristigen Krankschreibung dazu drängen, die Erwerbsminderungsrente zu beantragen. Für die Krankenkasse hat das den klaren Vorteil, dass sie kein Krankengeld mehr zahlen muss, sobald eine Erwerbsminderungsrente bewilligt wird. Doch auch der Wille der Krankenkasse führt noch lange nicht zum Ziel, denn bis eine Rente tatsächlich bewilligt wird, ist in vielen Fällen eine ziemliche Odyssee zu absolvieren.

Was mit einer relativ einfachen Beantragung bei dem Rentenversicherungsträger beginnt, kann sich im Laufe der Zeit zu einem monate- oder jahrelangen Formularkrieg entwickeln. Begleitet wird dieser Weg eigentlich immer von Gutachtern, die von dem Versicherungsträger beaufsichtigt werden, um den Gesundheitszustand zu beurteilen. Und genau das ist für viele Betroffene ein sehr unbefriedigender Punkt. Denn obwohl man möglicherweise bereits seit vielen Jahren chronisch krank ist und die Krankenakten schon mehrere Ordner füllen, soll ein Gutachter innerhalb kurzer Zeit (meistens nicht länger als 1 Stunde) beurteilen können, wie der Gesundheitszustand tatsächlich ist.

Bei sehr bekannten Krankheitsbildern kann diese Verfahrensweise durchaus angebracht sein, vorausgesetzt, man gerät an einen Gutachter, der sich umfänglich mit der jeweiligen Erkrankung auskennt. Hat man jedoch eine weitaus weniger bekannte Krankheit, wie es die Trigeminusneuralgie ja ist, so kann bei vielen Betroffenen der Weg bis zur Rente in der Regel äußerst steinig werden, weil Fehleinschätzungen drohen.

Ja, das Thema „Gutachter" ist ein sehr heikles, das schon viele Menschen in die Verzweiflung getrieben hat. Man könnte eigentlich ein ganzes Buch nur hierüber schreiben, so abenteuerlich sind die Erlebnisse, die Betroffene auf ihrem Weg in die Erwerbsunfähigkeitsrente immer wieder berichten.

Je nach Indikation wird man nicht nur zu einem Gutachter zitiert, sondern zu mehreren. Zwar ist eigentlich jeder chronisch erkrankte Mensch den Umgang mit immer wieder neuen Ärzten gewohnt, es macht jedoch einen großen Unterschied, ob man freiwillig bei einem selbst ausgesuchten Arzt vorspricht oder zu einem Arzt gehen muss, dem man von Beginn an seine Leidensgeschichte erzählen und erklären muss. Und das auch, wenn einem dieser Arzt völlig unsympathisch ist und bei dem man von Anfang an merkt, dass er die Krankheit überhaupt nicht versteht oder verstehen will. Da kann es schon sehr spannend und aufschlussreich sein, sich anschließend das durch diesen Arzt erstellte Gutachten zu besorgen. Wenn man so ein Gutachten in die Hände bekommt, hat man nicht selten den Eindruck, als schriebe der Gutachter über eine ganz andere Person. Da ist dann mitunter die Rede von fehlender Mitarbeit und vollschichtiger Leistungsfähigkeit. Dass nicht direkt das Wort „Hypochonder" verwendet wird, ist dann schon fast ein kleines Wunder.

Man kann sich also durchaus vorstellen, wie nervenaufreibend es für die Betroffenen sein kann, sich mit immer wieder neuen Ärzten auseinandersetzen zu müssen, bei denen man auf Granit beißt, weil sie von der Erkrankung absolut keine Ahnung haben.

Ein kleiner Trost: auch der unangenehmste Gutachtertermin geht irgendwann zu Ende. Ist dieser erst erstmal absolviert, geht es allerdings mit der zermürbenden Warterei los.

Auf der einen Seite sitzt einem möglicherweise die Krankenkasse im Nacken und erkundigt sich durch Anrufe und Briefe ständig nach dem Stand der Dinge. Auf der anderen Seite möchte man selbst am liebsten sofort wissen, wie der Gutachter beurteilt hat. Allerdings sollte man nun nicht täglich auf der Lauer sitzen und ungeduldig den Briefträger überfallen, ob nun endlich Post vom Rentenversicherungsträger dabei ist. Denn mitunter mahlen die Mühlen dort ziemlich langsam. Ausnahmen gibt es natürlich auch, aber da es nun mal Ausnahmen sind, gehört man i.d.R. nicht dazu. Und wenn dann doch endlich dieser ersehnte Brief angekommen ist, reißt man ihn gespannt und nervös auf. Was steht drin?

„Ihrem Antrag auf Rente wegen Erwerbsminderung können wir leider nicht entsprechen, weil Sie die medizinischen Voraussetzungen nicht erfüllen......nach unserer medizinischen Beurteilung können Sie noch mindestens 6 Stunden täglich unter den üblichen Bedingungen des allgemeinen Arbeitsmarktes erwerbstätig sein.............Gegen diesen Bescheid können Sie innerhalb eines Monats nach seiner Bekanntgabe schriftlich Widerspruch erheben." (Quelle: BfA)

Der Schock ist groß, die Wut ebenso. Man ist verzweifelt, weil man nicht weiß, wie alles weitergehen soll. Und wo soll man überhaupt die Kraft hernehmen, gegen so eine große Behörde anzukommen? Man ist nur ein klitzekleines Rädchen in deren Uhrwerk, irgendjemand, der halt viele Jahre zu früh schwer erkrankt ist, und der sich neben seiner

Krankheit nun auch noch mit so einem riesigen und mächtigen Behördentier auseinandersetzen muss. Als wäre man durch die Krankheit nicht schon genug gestraft, wird man seine letzten Kraftreserven auch noch für so eine unselige Kampfaktion investieren müssen. Denn wie soll man finanziell überleben, wenn man krankheitsbedingt nicht mehr in der Lage ist, eine Berufstätigkeit auszuüben? Soll Hartz 4 die Lösung sein?

Dass so eine psychische Belastung nicht spurlos an einem ohnehin erkrankten Körper vorüberzieht, ist eigentlich die logische Konsequenz. So führt der Kampf um die Rente nicht selten zu einer deutlichen Verschlechterung der Symptome. Der anhaltende Ärger und Stress, die andauernde Warterei und auch der Umgang der Gutachter können der ohnehin schon stark strapazierten Gesundheit zusetzen.

Doch nicht immer muss es soweit kommen, sodass man sich nach einigen Tagen voller Wut und Nächten voller Schlaflosigkeit und Grübeleien wieder aufrappelt. Auf zum Widerspruch, der nun in aller Ruhe und fundiert geschrieben werden will. Wichtig ist, dass dieser sorgfältig begründet wird.

Aber kaum hat man diesen im Briefkasten verabschiedet, geht die Warterei schon wieder los. Nach 2 Wochen kommt immerhin eine Eingangsbestätigung, dass der Widerspruch beim Versicherungsträger angekommen ist. Aha, schon mal ein gutes Zeichen. Doch dann wartet man und wartet man und wartet man. Nichts passiert. Nach 3 bis 4 Monaten wird man ungeduldiger und mahnt den Versicherungsträger an. Prompt kommt daraufhin eine Einladung. Zum nächsten Gutachter? Kann sein, muss aber nicht. Möglich ist, dass man nun eine Einladung zu einer Rehabilitationsmaßnahme erhält. Das heißt nichts anderes, als dass man sich für mehrere Wochen in eine angegebene Klinik zu begeben hat, wo dann über die Erwerbsfähigkeit entschieden werden soll.

Doch auch eine derartige Maßnahme bringt die Rente nicht automatisch näher. Hier wird man in den Klinikalltag integriert, mit der Gefahr, so manches Mal an seine körperlichen und psychischen Grenzen zu stoßen. Vielleicht wird man in dieser Klinik zu der Erkenntnis kommen, dass Sie tatsächlich nicht mehr in der Lage sind, täglich mehr als 6 Stunden zu arbeiten. Möglich ist aber auch, dass man meint, dass Sie täglich mindestens 3 Stunden, aber keine 6 Stunden arbeiten können. Dies wäre die Voraussetzung, um eine teilweise Erwerbsminderungsrente zu bekommen. Je nach persönlicher Situation kann dies eine sinnvolle Basis sein, denn man erhält eine monatliche Teilrente und kann sich durch einen Teilzeitjob, der körperlich machbar ist, einen Hinzuverdienst ermöglichen.

Doch wenn auch trotz des Widerspruchs oder der Rehamaßnahme die Rente immer noch abgelehnt wird, kann es richtig anstrengend werden. Denn der nächste Schritt wäre eine Klage vor einem Sozialgericht. Und da es hier um aufwendige und meist langwierige Gerichtsverfahren geht, ist man gut beraten, anwaltliche Hilfe in Anspruch zu nehmen. Wer keine Rechtsschutzversicherung hat, die diesen Fall finanzieren würde, ist meistens gut beraten, sich an den VdK zu wenden. Hierfür muss man zwar VdK-Mitglied werden, aber die monatlichen Beiträge mit ca. 6,- € sind erschwinglich und können eine gute Investition sein.

Aufgrund des Gerichtsverfahrens werden erneut Gutachten in Auftrag gegeben, aber es besteht hierbei auch die Möglichkeit, einen eigenen Gutachter zu beauftragen. Besonders in dieser Phase ist es von entscheidender Bedeutung, wenn man über ein umfangreiches Netzwerk von entsprechenden Fachärzten verfügt.

Hat man irgendwann doch endlich sein Ziel erreicht und die volle Erwerbsminderungsrente bewilligt bekommen, dann gilt diese bei den meisten Personen für 2 Jahre. Dann wird der Gesundheitszustand erneut überprüft. Es kann ja sein, dass sich dieser verbessert hat. Und wenn nicht, kann der Kampf um die Verlängerung aufgenommen werden. Und 2 Jahre später wieder, bis nach einigen Jahren die zeitlich unbefristete Rente genehmigt wird.

Auch wenn die Erwerbsminderungsrente für viele Menschen ein Allheilmittel zu sein scheint, darf man nicht vergessen, dass sie es nicht ist. Je nach Höhe des Rentenanspruchs kann zwar eine monatliche Summe dabei herauskommen, die den grundsätzlichen Lebensunterhalt ermöglicht, aber je jünger man ist, desto geringer fällt die monatliche Rente in der Regel aus. Und wer vorher einige tausende Euros pro Monat verdient hat, fällt in ein großes finanzielles Loch, wenn es ab jetzt nur noch 1.000,- € sind. Besonders fatal ist es, wenn eine Familie davon ernährt werden muss oder noch finanzielle Belastungen im Raum stehen wie beispielsweise eine Haushypothek oder eine monatliche Auto-Leasingrate. Und auch wer ganz auf sich gestellt ist

– was bei chronischen Krankheiten leider keine Seltenheit ist – wird trotz seiner Erwerbsminderungsrente jeden einzelnen Euro, den er ausgeben möchte, gründlich überdenken.

Hinzukommt, dass eine frühe Berentung den Wegfall eines Umfeldes bedeutet, das dem Betroffenen (Lebens-) Aufgaben und Bestätigung zukommen lassen kann. Besonders von sehr karriereorientierten Menschen und eher Männern als Frauen weiß man, dass sie sich sehr stark über ihren Beruf identifizieren. Fällt die berufliche Tätigkeit weg, fallen sie häufig in ein tiefes emotionales Loch.

Bevor man den Schritt zur Rentenbeantragung geht, sollte man sich also alles Für und Wider genau durch den Kopf gehen lassen.

Adressen

Die nachfolgenden Adressen sollen Ihnen zur Orientierung dienen, erheben aber keinen Anspruch auf Vollständigkeit. Erkundigen Sie sich bei Ihrem Erstkontakt über die Art der angebotenen Diagnostikverfahren und Therapiemöglichkeiten, sowie über die Kosten. Wenn es um umweltmedizinische Leistungen geht, sind diese in der Regel nicht im Leistungskatalog der gesetzlichen Krankenkassen vorgesehen. Für eventuelle Fehler und Änderungen der Kontaktdaten kann keine Gewähr übernommen werden.

Deutschland

Sankt Gertrauden-Krankenhaus
Paretzer Str. 12
10713 Berlin
Tel. 030-82 72-0
http://sankt-gertrauden.de

Klinik und Poliklinik für Neurochirurgie
Ferdinand-Sauerbruchstr.
17487 Greifswald
Tel. 03834-86-6815
www.medizin.uni-greifswald.de

Diagnostik- & Therapiezentrum für umweltmedizinische Erkrankungen
Doz. Dr. sc. med. Bodo Kuklinski, Wielandstraße 7, 18055 Rostock
Tel. 0381-49 07 470
www.dr-kuklinski.info/

SAPHIR Radiochirurgie Zentrum
Friedrich-Trendelenburg-Allee 2
D- 18273 Güstrow
Mecklenburg / Vorpommern
Telefon 03843-34599 – 0
www.saphir-norddeutschland.de

Privatklinik
INI International Neuroscience Institute® Hannover GmbH
Rudolf-Pichlmayr-Straße 4
D-30625 Hannover
Telefon: 0511-270 92-0
www.ini-hannover.com

Sana Klinikum Remscheid
Dr. med. Uwe Junker
Burger Str. 211
42859 Remscheid
Tel. 02191-135100
www.schmerzzentrum-remscheid.de

Paracelsus-Klinik Osnabrück
Neurochirurgie
Am Natruper Holz 69
49076 Osnabrück
Tel. 0541-966-0
www.neurochirurgie-os.de

Uniklinik Köln
Zentrum für Allgemeine Neurochirurgie
Kerpener Str. 62
50937 Köln
Tel. Sekretariat Prof. Dr. Goldbrunner 0221-478-4550
http://neurochirurgie.uk-koeln.de

Gamma-Knife Frankfurt
Praxis Dr. med. Robert Wolff
Schleusenweg 2 – 16
60528 Frankfurt
Tel. 069-67 73 59 10
www.gkfrankfurt.de

Klinikum Offenbach GmbH
Neurochirurgische Klinik
Starkenburgring 66
63069 Offenbach
Tel. 069-84 05-0
Tel. 069-84 05-38 81, Abteilung Neurochirurgie
www.klinikum-offenbach.de

Schmerz- und Palliativzentrum Wiesbaden
Langenbeckplatz 2
65189 Wiesbaden
Tel. 0611-4475-4000
www.schmerzzentrum-wiesbaden.de

Universitätsklinik für Neurochirurgie
Hoppe-Seyler-Straße 3
72076 Tübingen
Tel. 07071-29-8 66 19
http://www.medizin.uni-tuebingen.de/Patienten/Kliniken/Neurochirurgie.html

Regionales Schmerzentrum DGS-Göppingen
Dr. med. Gerhard Müller-Schwefe
Schillerplatz 8/1
73033 Göppingen
Tel. 07161-97 64 76
www.schmerzzentrum-goeppingen.de

Universitätsklinikum Freiburg Schmerzzentrum
Breisacher Str. 117
79106 Freiburg
Tel. 0761-270 50 200
www.uniklinik-freiburg.de

Neurochirurgische Klinik und Poliklinik
Marchioninistr. 15
81377 München
Tel. 089-4400-72591
http://www.klinikum.uni-muenchen.de/Neurochirurgische-Klinik-und-Poliklinik/de/index.html

Praxisklinik Dr. Dr. (PhD-UCN) Johann Lechner und Kollegen
Grünwalder Str. 10a
81547 München
Tel. 089-697 00 55
www.dr-lechner.de
Ganzheitliche Zahnheilkunde und CAVITAT-Ultraschall-Diagnostik

Dr. Kurt Müller
Facharzt für Dermatologie/Umweltmedizin
Scherrwiesenweg 16
88316 Isny im Allgäu
Tel. 07562-550 51

Neurochirurgische Klinik der Universität Ulm
Am Bezirkskrankenhaus Günzburg
Ludwig-Heilmeyer-Str. 2
89312 Günzburg
Tel. 08221-96-00
www.bkh-guenzburg.de

Regionales Schmerzzentrum
DGS – Nürnberg
Nordostpark 51
90411 Nürnberg
Tel. 0911-217 73770

Praxis für Umweltmedizin
Dr. med. Bartraum, Facharzt für Allgemeinmedizin, Umweltmedizin
Augustinergasse 8
91781 Weißenburg
Tel. 09141-86-190
www.bartram-umweltmedizin.de
Umweltmedizinische Diagnostik, Therapie, Beratung und Vorsorge

Schweiz

Schmerz Zentrum Zofingen
Hintere Hauptgasse 9
CH-4800 Zofingen
Tel. 062-752-6060
www.schmerzzentrum.ch

POLYMEDES
Hardturmstrasse 127
CH-8005 Zürich

Tel. 0842 62 62 62
www.polymedes.ch

Österreich

AKH Wien
Universitäts-Klinik für Anästhesie und Allg. Intensivmedizin
Währinger Gürtel 18 – 20
A-1090 Wien
Tel. 01-40400-41020
https://www.meduniwien.ac.at

SchmerzTherapieZentrum Döbling
Döblinger Hauptstr. 21/3
A-1190 Wien
Tel. 01-36 70 700
www.schmerz-therapie-zentrum.at

Interdisziplinäre Schmerzambulanz der Abteilung für Physikalische Medizin
Mittwerweg 10
A-3500 Krems
Tel. 02732-804-930

St. Johann-Spital – Landeskliniken Salzburg
Interdisziplinäre Schmerzambulanz
Müllner Hauptstr. 48
A-5020 Salzburg
https://salk.at

KH-Mittersill, Institut für Anästhesiologie
Felberstr. 1
A-5730 Mittersill
Tel. 06562-45 36-500
www.krankenhaus-mittersill.at

Univ.-Klinik Innsbruck
Anästhesiologische Schmerzambulanz
Anichstr. 35
A-6020 Innsbruck

Tel. 0512-504-224 62

LKH Graz West
Abt. für Anästhesiologie und Intensivmedizin, Schmerzambulanz
Göstinger Str. 22
A-8020 Graz
Tel. 0316-5466-42 82
www.lkh-grazwest.at

UKH Klagenfurt
Schmerzambulanz
Waidmannsdorfer Str. 35
A-9020 Klagenfurt
Tel. 0463-58 90-93 71
www.ukhklagenfurt.at

Erfahrungsberichte

Wie bereits mehrfach in diesem Buch beschrieben, ist es sehr hilfreich, sich mit Gleichgesinnten auszutauschen. Nicht immer ist es möglich, sich einer Selbsthilfegruppe anzuschließen, häufig sind es auch Internetkontakte, die sich über entsprechende Foren ergeben. Nachfolgende Erfahrungsberichte sollen Ihnen einen kleinen Einblick in die Welt der Betroffenen geben. Es sind Geschichten, wie sie sich tagtäglich durch die Trigeminusneuralgie ergeben. Sicherlich werden Sie die eine oder andere dieser Erfahrungen auch selbst gemacht haben.

Erleichterung durch Neuraltherapie

„Wenn es um meine Krankengeschichte geht, könnte ich eigentlich ein ganzes Buch schreiben. Ich leide seit über 20 Jahren unter einer schweren Trigeminusneuralgie, die mir zeitweise das Leben zur Hölle gemacht hat. Viele Jahre lang habe ich die starken schulmedizinisch verordneten Medikamente geschluckt. Die Erfolge waren äußerst unterschiedlich. Manchmal haben sie geholfen und mir einige schmerzfreie Monate verschafft, aber oft war die Freude über diesen Erfolg nur von kurzer Dauer. Dann kamen die Attacken schon morgens beim Frühstück mit so einer vollen Wucht, dass der Tag für mich gelaufen war. Alles, was ich mir für diesen Tag vorgenommen hatte, war wieder für die Katz. Ich konnte nicht einkaufen, nicht zum Friseur, und auch den Kaffeeklatsch mit meinen Freundinnen, auf den ich mich schon seit Wochen gefreut hatte, musste ich wieder absagen.

Hätte ich meinen Mann nicht gehabt, wäre ich gänzlich verzweifelt. Er war zum Glück schon pensioniert und konnte viele Dinge im Haushalt und Garten erledigen. Allerdings war er ein schlechter Einkäufer, sodass er grundsätzlich die falschen Dinge nach Hause brachte. Das, was er mitbringen sollte, vergaß er, und das, was er mitbrachte, hatten wir schon zigfach im Regal stehen. Das war es, was mich immer motivierte, doch selbst wieder einkaufen zu gehen. Aber es war sehr mühsam, denn auch während der Einkäufe kamen die Attacken.

Eines Tages stand ich mit meiner Schwester an einer Supermarktkasse. Sie wusste zwar von meiner Trigeminusneuralgie, aber sie hatte bisher noch nie einen Anfall miterlebt.

Nun standen wir beide gerade an der Kasse, ich hatte das Portemonnaie in der Hand und wollte bezahlen, da kam der Blitz in mein Gesicht geschossen. Ich lief völlig panisch aus dem Supermarkt und suchte eine ruhige Bank, wo ich den Anfall über mich ergehen lassen konnte. Nach einigen Minuten war es überstanden. Meine Schwester war hinter mir hergeeilt und zitterte am ganzen Körper. Sie hatte sich so erschrocken durch meinen Anfall, dass sie kreidebleich im Gesicht war. Ab diesem Tag hatte sie noch mehr Verständnis für meine Krankheit, aber sie litt zunehmend darunter, dass sie mir nicht helfen konnte. Sie setzte ab diesem Tag aber nun Himmel und Hölle in Bewegung und schien das ganze Internet durchzuwühlen. Fast täglich kam sie mit neuen Informationen und Ideen um die Ecke und bekniete mich, ich solle doch unbedingt nach weiteren Behandlungsmöglichkeiten suchen und die Hoffnung nicht aufgeben.

Ganz aufgeregt war sie, als sie mir etwas von einer Neuraltherapie erzählte. Sie hatte in Erfahrung gebracht, dass diese wohl ganz gut bei Trigeminusneuralgien helfen könnte. Ich konnte mich gar nicht gegen Ihren Eifer wehren und befand mich schon wenige Tage später bei einem Heilpraktiker, der diese Therapie anwendet.

Dies war mein erster Besuch bei einem Heilpraktiker. Es war für mich alles etwas befremdlich und so ganz anders als bei einem Arzt. Aber es gefiel mir, denn er nahm sich sehr viel Zeit, hinterfragte viele Dinge genau und klang sehr zuversichtlich, mir helfen zu können.

In den folgenden Wochen bekam ich mehrere Anwendungen der Neuraltherapie. Anfangs merkte ich gar keine Veränderung, aber irgendwann war es dann doch soweit. Es war glaube ich so nach der 8. Sitzung, als sich mein Gesicht irgendwie anders anfühlte. Und seitdem habe ich nie wieder diese schweren Attacken erlebt.

Was noch geblieben ist, ist ein leichtes Tuckern meines Nervs. Das zeigt mir immer, dass die Krankheit halt noch da ist, aber sie lässt mich wieder am Leben teilhaben. Zwar ist noch eine ganz geringe Dosierung Carbamazepin nötig, aber das ist nichts mehr im Vergleich zu dem, was ich jahrelang an Medikamenten eingenommen habe. Es gab Zeiten, da hatte ich täglich 10 verschiedene Tabletten. Es scheint jetzt, als hätte sich mein Trigeminusnerv endlich beruhigt.

Ich kann mein Leben wieder genießen, kann ohne Probleme einkaufen gehen und sogar mal ein paar Tage zu meinen Kindern nach Norddeutschland fahren."

Roswitha S. aus Köln

Schmerzfrei durch Janetta

„Vor 3 Jahren erlebte ich erstmalig die Symptome der Trigeminusneuralgie. Ohne besondere Vorkommnisse traten heftige Schmerzen im rechten Kiefer- und Gesichtsbereich auf. Da mir diese Schmerzen Angst machten, suchte ich meinen Hausarzt auf, der mir Tegretol® verschrieb. Nach einigen Wochen waren die Schmerzen weg, und ich dachte, dass ich die Trigeminusneuralgie damit überstanden hätte und setzte die Tabletten ab.

Nach 6 Monaten kehrte der Schmerz allerdings zurück und zwar mit so einer Heftigkeit, dass ich nicht glaubte, diese Schmerzen aushalten zu können. Mein Hausarzt war sehr ärgerlich, dass ich die Tabletten vor einigen Monaten ohne Rücksprache mit ihm abgesetzt hatte. Er war überzeugt, dass mir diese schwere Attacke erspart geblieben wäre, wenn ich weiterhin die Tabletten ein-genommen hätte.

Somit verordnete er mir wieder Tegretol®. Doch die zahlreichen Nebenwirkungen machten den Alltag für mich nicht erträglich. Ich war ständig schwindelig und hatte extreme Gleichgewichtsstörungen. Am schlimmsten war jedoch die Übelkeit, die immer wieder auftrat.

Mein Hausarzt probierte noch einige weitere Medikamente aus, denn ich fand diese Nebenwirkungen mit jedem weiteren Tag noch unerträglicher. Mit den anderen Medikamenten änderten sich die Symptome der Nebenwirkungen zwar, aber mein Leben fand wie in einem Drogenrausch statt.

Schließlich landete ich in einer Neurochirurgie, wo während einer Operation festgestellt wurde, dass ein Blutgefäß auf den Nerv drückte. Um dies zu beseitigen, wurde ein Implantat aus Teflon zwischen das Blutgefäß und den Nerv gelegt.

Nach 10 Tagen wurde ich aus dem Krankenhaus entlassen. Ich war noch sehr schwach, und auch die nachfolgenden Wochen litt ich noch sehr unter meinem Energiemangel. Die Wunde hinter meinem rechten Ohr heilte anfangs nicht so gut ab, wie ich mir das gewünscht hatte, aber inzwischen bin ich über den Berg und genieße mein neues schmerzfreies Leben.

Ich weiß, dass ich sehr dankbar sein kann, dass die Operation so gut verlaufen ist. Im Vorfeld hatte ich so große Angst, dass irgendetwas schiefgehen würde, denn diese Operation ist nicht ungefährlich. Aber alles ist gut gegangen, und die Schmerzen sind nun schon seit 1 Jahr weg. Ich hoffe natürlich, dass dies dauerhaft bleibt, denn es heißt ja, dass die Schmerzen nach etwa 9 Jahren wieder auftreten können."

Magdalene S. aus Stuttgart

Trigeminusneuralgie durch Zahnmetalle

„Als meine Trigeminusneuralgie zum ersten Mal auftrat, hatte ich gerade meinen 50. Geburtstag gefeiert. Anfangs dachte ich noch, die Schmerzen hätten mit normalen Alterungsprozessen zu tun und ließ sie irgendwie über mich ergehen. Es war zu dieser Zeit auch noch äußerst selten, dass die Attacken auftraten, sodass ich mir noch nichts Ernsthaftes dabei dachte. Doch mit der Zeit häuften sich die Attacken und traten sogar 3 – 4-mal täglich auf. Die Schmerzen waren so heftig, dass ich zu nichts mehr in der Lage war. Ich krümmte mich vor Schmerzen und ließ alles stehen und liegen, was ich gerade im Moment der Attacke gemacht hatte.

Da ich diese Schmerzen in Verbindung mit meinen Zähnen sah, ging ich zum Zahnarzt. Doch dieser meinte, es könne nicht von den Zähnen kommen. Danach kontaktierte ich noch meinen Hausarzt und einen Neurologen. Viele mögliche Krankheiten wurden überprüft, doch es war alles in Ordnung. Jedenfalls hatte ich keine Multiple Sklerose, kein AIDS, keinen Tumor.

Einerseits war ich beruhigt, dass ich all diese schwerwiegenden Krankheiten nicht hatte. Aber andererseits wusste ich nun immer noch nicht, was die Ursache für die Schmerzen waren. Und die Schmerzattacken blieben. An manchen Tagen trieben sie mich regelrecht in den Wahnsinn. Das Schlimmste war aber, dass ich immer mehr Angst vor der nächsten Attacke bekam. Denn die Schmerzen traten immer völlig unvermittelt auf. Es gab keine Vorwarnungen, keine Anzeichen, die mich auf die Attacke vorbereitet hätten. Die Schmerzen waren einfach ganz plötzlich da. Und wenn sie da waren, dann erlebte ich die Hölle auf Erden. Ich hatte nie zuvor in meinem Leben solche Schmerzen erlebt, wirklich nicht.

Meine Not wurde mit der Zeit immer größer, denn ich merkte, dass mich diese Schmerzen inzwischen völlig zermürbten. Nichts half. Keine Schmerztabletten, keine Antiepileptika, die mir mein Neurologe verschrieb. Es schien nichts auf dieser Welt zu geben, was mir irgendwie helfen konnte. Schließlich stöberte ich stundenlang im Internet herum. Ich suchte hier den Kontakt zu anderen Betroffenen, die verstanden, was ich gerade durchmachte. Und, wie soll ich sagen – es war irgendwann ein Glückstag dabei. Durch Zufall lernte ich über ein Forum eine Frau kennen, die eine ganz ähnliche Geschichte wie ich durchgemacht hatte. Sie war auch mehrere Jahre lang von einem Arzt zum nächsten gefahren und wusste nicht, wie sie ihre Trigeminusneuralgie in den Griff bekommen sollte. Bis sie schließlich an einen ganz speziellen Zahnarzt geriet, der bei ihr eine schwere Belastung mit Schwermetallen feststellte.

Sie hatte zu dieser Zeit eine riesengroße Prothese im Mund, die hauptsächlich aus Metallen bestand. Und nachdem diese entfernt wurde, ging es mit ihrer Gesundheit schlagartig bergauf. Die Schmerzen waren wie weggeblasen, ohne dass noch irgendwelche Schmerztabletten oder Antiepileptika nötig gewesen wären.

Diese Erfahrung motivierte mich dermaßen, dass ich es auf mich nahm und die 300 km zu diesem Zahnarzt fuhr. Bereits als er nur in meinen Mund hineinsah, schien für ihn die Situation völlig klar zu sein. Er meinte, dass dieser Materialmix aus Amalgam, Gold und Palladium zu meinen gesundheitlichen Problemen führe und riet mir dringend zu einer umfangreichen Zahnsanierung. Ich war natürlich alles andere als begeistert. Aber andererseits hatte ich nun schon einige Jahre meines Lebens mit so unvorstellbaren Schmerzen verbracht, dass ich inzwischen fast alles getan hätte, um hiervon erlöst zu werden. Und ich hatte ja diese Erfolgsgeschichte meiner Internetbekanntschaft im Hinterkopf. Bei ihr hatte es funktioniert, warum sollte es bei mir nicht zumindest ein Versuch wert sein?

Im Laufe der nächsten 3 – 4 Monate ließ ich also die von diesem Zahnarzt vorgeschlagene Zahnsanierung vornehmen. Es kostete mich viel Anstrengung und Geld. Und ganz ohne Schmerzen ging es auch nicht vonstatten. Aber welcher Zahnarztbesuch ist schon völlig schmerzfrei? Und was waren diese Schmerzen im Vergleich zu meinen Trigeminusattacken? Mittlerweile sind 9 Monate seit meinem letzten Zahnarztbesuch vergangen. Ich spüre seither nichts mehr. Keine einzige Schmerzattacke habe ich seitdem mehr erlebt, es ist für mich wie ein kleines Wunder."

Christa F. aus Berlin

Ohne Stress und mit Akupunktur

„Meine Trigeminusneuralgie begann vor 15 Monaten. Die Attacken werden meistens ausgelöst durch Rasieren, Gesichtwaschen, Sprechen und Essen. Auch durch einen Luftzug hat es mich schon mal erwischt. Im Laufe der Zeit sind die Schmerzen schlimmer geworden, sodass mein Arzt die Dosierung von Carbamazepin stetig erhöht hat. Da ich hiervon jedoch starke Nebenwirkungen bekommen habe, wurde es für mich immer schwieriger, in meinem Beruf zu arbeiten.

Ich habe in den vergangenen Monaten meinen Stress stark reduziert. Hierfür mache ich einige Entspannungsübungen (insbesondere Meditationen) und halte mich von stressigen Situationen und anstrengenden Menschen möglichst fern. Es hilft mir sehr, denn meine Schmerzen haben deutlich nachgelassen, obwohl ich das Carbamazepin reduziert habe.

Außerdem habe ich 10 Akupunkturanwendungen erhalten, und gehe jetzt einmal monatlich zu meinem Akupunkteur. Ich kann jetzt nicht sagen, welche meiner Maßnahmen zu meiner Besserung geführt haben, vermutlich ist es das Gesamtpaket. Letztendlich ist mir das aber auch egal, denn Hauptsache, es geht mir besser."

Susanne B. aus Hannover

Trigeminusneuralgie mit 22 Jahren

„Seit fast 4 Jahren leide ich an der Trigeminusneuralgie. Die Diagnose wurde von 3 Ärzten bestätigt, aber es gab auch Ärzte, die die Diagnose nicht glaubten, weil ich noch so jung bin. Mittlerweile bin ich 26 Jahre alt, und einige Ärzte meinten, dass man die Trigeminusneuralgie erst mit 50 Jahren und noch älter bekommen würde.

Doch was soll es sonst sein? Wenn ich die Attacken bekomme, durchfährt eine Art Stromschlag meine rechte Gesichtshälfte. Ich krümme mich vor Schmerzen und zittere am ganzen Körper. Wenn die Attacke vorüber ist, bin ich total erschöpft. Mir läuft dann Speichel aus dem Mund, den ich nicht kontrollieren kann. Ich sitze apathisch auf einem Stuhl und habe Panik, dass gleich wieder eine Attacke kommt.

Ich weiß leider nicht, wodurch die Attacken bei mir ausgelöst werden. Meistens ist es wohl durch`s Essen, aber ich habe es auch schon beim Zähneputzen erlebt. An manchen Tagen ist meine Angst so groß, dass ich mich kaum noch traue, etwas zu essen. Dadurch nehme ich noch mehr Gewicht ab, was bei 45 kg Körpergewicht und 1,72 m nicht ungefährlich ist. Mein Hausarzt macht mich da sehr panisch und droht mir manchmal damit, mich wegen des Untergewichts stationär einzuweisen. Aber das will ich natürlich nicht, denn dann fehle ich ja schon wieder im Büro.

Leute, wenn ihr wüsstet, wie verzweifelt ich oft bin. Meinen Job als Call Center-Agentin kann ich wahrscheinlich bald nicht mehr ausüben. Bisher hat mein Chef immer noch zu mir gehalten. Er will mich wohl unterstützen, so lange es irgendwie geht und sein Chef es zulässt. Aber irgendwann wird es wahrscheinlich nicht mehr gehen. Spätestens dann, wenn in unserer Firma umstrukturiert wird. Da steht jetzt einiges an, was mich sehr verunsichert und mir Angst macht, meinen Job zu verlieren.

Denn wer muss als erstes gehen? Klar, die unter sozialen Aspekten am ehesten kündbar sind. Und da ich ein junger Single bin und keine Kinder habe, kann ich mir ausrechnen, wer wohl dazu gehört.

Momentan nehme ich sehr starke Medikamente ein, Neurontin 1.500 mg täglich. Die Nebenwirkungen machen mich an manchen Tagen richtig fertig. Aber mein Arzt hat mir letztes Mal keine Hoffnung gemacht, dass ich die Dosierung reduzieren kann. Eine Operation will er derzeit nicht, weil ich seiner Meinung nach dafür zu jung sei. Aber was kann ich sonst machen? Ich bin wirklich sehr verzweifelt."

Jenny S. aus Dortmund

Die Hoffnung stirbt zuletzt

„Seit fast 15 Jahren leide ich aufgrund meiner Trigeminusneuralgie unter irrsinnigsten Schmerzen. Als die Diagnose von meinem damaligen Zahnarzt gestellt wurde, war ich 34 Jahre alt und ahnte in diesem Moment noch gar nicht, was diese Krankheit eigentlich bedeutet, und dass diese meinen weiteren Lebensweg so extrem beeinträchtigen würde.

Eigentlich begann mein Leidensweg mit dem Tag der ersten Schmerzattacke.

Die war so heftig, dass ich eine riesige Panik bekam und meinen Hausarzt aufsuchte. Es folgte ein Arztbesuch nach dem nächsten. Anfangs zählte ich sie noch, doch irgendwann hörte ich mit dem Zählen auf. Genauso war es mit den vielen verschiedenen Medikamenten. Anfangs zählte ich sie noch, doch auch dies gab ich irgendwann dran, weil ich keinen Sinn mehr darin sah, und es mich sehr frustrierte.

Es gab Zeiten, da kam ich mir vor wie ein Versuchskaninchen auf zwei Beinen. Alles, was sich irgendwie bei einer Behandlung der Trigeminusneuralgie eignen würde, wurde an mir ausprobiert. Auch sämtliche Untersuchungen habe ich über mich ergehen lassen, sodass ich permanent unterwegs war und von einem Arzt zum nächsten verwiesen wurde.

Während meine Freunde und Bekannten ihr Leben in vollen Zügen genossen, ihre Familienplanungen eifrig voranbrachten, ihr freistehendes Häuschen einweihten und immer wieder das neueste Auto vor der Tür stehen hatten, war ich zunehmend im Käfig meiner Trigeminusneuralgie gefangen. Und wenn meine Freunde ihre Koffer packten, um in den nächsten Urlaub zu fliegen, packte ich meine Koffer, um wieder in die Schmerzklinik zu fahren. Ja, die Krankheit hatte zweifelsohne Überhand genommen und bestimmte fortan mein ganzes Leben. Doch trotz aller Versuche und Bemühungen der Ärzte ist kein Fortschritt zu sehen. Vor 4 Jahren hatte ich schließlich gar keine Wahl mehr, als meinen Rentenantrag zu stellen. Die Rente wurde ohne größere Probleme bewilligt, und auch die Schwerbehinderung habe ich mit einem Grad von 80 % erhalten. Somit bin ich finanziell etwas abgesichert, aber es ist auch nur minimal besser als Hartz 4.

Ich bin einfach noch zu jung für eine Rente. Nun friste ich mit meinen 45 Jahren ein ziemlich trostloses Leben. Ich bin Frührentnerin, habe täglich Schmerzen und quäle mich mit diversen Nebenwirkungen der Medikamente herum.

Doch wenn ich dazwischen mal einen guten Tag habe, genieße ich diesen in vollen Zügen. Dann merke ich, dass das Leben doch tatsächlich noch schön sein kann. Diese Tage bauen mich auf. Ich hoffe, von diesen Tagen wird es in Zukunft noch mehr geben. Nein, die Hoffnung gebe ich nicht auf, die stirbt zuletzt."

Ingrid A. aus Heilbronn

Hinweise für den Leser

Alle Angaben in diesem Buch wurden nach bestem Wissen und mit größter Sorgfalt erstellt. Die Angaben und Empfehlungen erfolgen ohne Verpflichtung oder Garantie der Autorin. Sie und der Verlag übernehmen keine Verantwortung und Haftung für Personen-, Sach- und Vermögensschäden aus der Anwendung der hier erteilten Ratschläge. Dieses Buch hat nicht die Absicht und erweckt nicht den Anspruch, eine ärztliche Behandlung zu ersetzen. Ausdrücklich wird empfohlen, eine medizinische Diagnose vom Therapeuten einzuholen und eine entsprechende Therapiebegleitung durchzuführen. Einige der vorgestellten Maßnahmen weichen von der gängigen medizinischen Lehrmeinung ab, und resultieren aus der Erfahrungsheilkunde. Es wird ausdrücklich darauf hingewiesen, dass mit diesem Buch keine erfüllbaren Hoffnungen erweckt werden, die eventuelle Heilerfolge erwarten lassen können. Die Verwertung der Texte und Bilder, auch auszugsweise, ist nur mit Zustimmung des Verlags und der Autorin erlaubt. Dies gilt auch für Vervielfältigungen, Übersetzungen, Mikroverfilmungen und für die Verarbeitung mit elektronischen Systemen.